कम्प्यूटर को जानें

कम्प्यूटर का इतिहास, परिचय एवं चयन

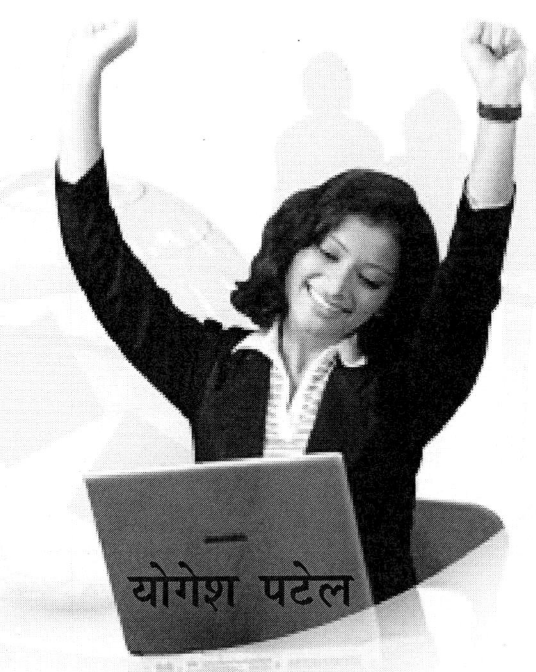

योगेश पटेल

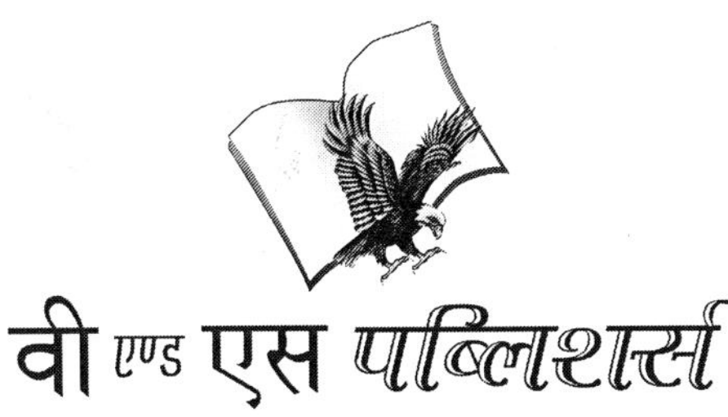

प्रकाशक

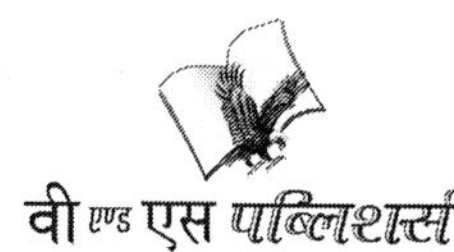

वी एण्ड एस पब्लिशर्स

F-2/16, अंसारी रोड, दरियागंज, नई दिल्ली-110002
☎ 23240026, 23240027 • *फैक्स:* 011-23240028
E-mail: info@vspublishers.com • *Website:* www.vspublishers.com

क्षेत्रीय कार्यालय : हैदराबाद
5-1-707/1, ब्रिज भवन (सेन्ट्रल बैंक ऑफ इण्डिया लेन के पास)
बैंक स्ट्रीट, कोटी, हैदराबाद-500 095
☎ 040-24737290
E-mail: vspublishershyd@gmail.com

शाखा : मुम्बई
जयवंत इंडस्ट्रिअल इस्टेट, 2nd फ्लोर - 222,
तारदेव रोड अपोजिट सोबो सेन्ट्रल मॉल, मुम्बई - 400 034
☎ 022-23510736
E-mail: vspublishersmum@gmail.com

फ़ॉलो करें:   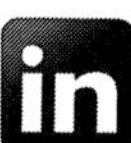

हमारी सभी पुस्तकें **www.vspublishers.com** पर उपलब्ध हैं

संस्करण: 2017

मुद्रक: परम ऑफसेटर्स, ओखला, नई दिल्ली-110020

प्रकाशकीय

युवा-उन्मुख पुस्तकों के प्रकाशन और छात्रों, शिक्षकों और अभिभावकों की सराहना के बाद वी एण्ड एस पब्लिशर्स छात्र एवं रोजगारोन्मुख पुस्तकों के क्षेत्र में प्रवेश कर रहा है। इसके अन्तर्गत सभी उम्र के लोगों के लिए एक शृंखला के रूप में कम्प्यूटर के महत्त्वपूर्ण विषयों पर पुस्तकें प्रकाशित की गई हैं। अपितु कार्य उन्नत चरण में है। सरल एवं आसान भाषा में लिखित ये पुस्तकें कम्प्यूटर के कठिन शब्दजाल से परे रखी गयी हैं जिससे कि पाठक इसे किसी साधारण मैनुअल की तरह आसानी से समझ सकें।

प्रस्तुत पुस्तक 'कम्प्यूटर को जानें' के सभी तथ्यों को क्रमबद्ध रूप में स्पष्ट चित्र और विस्तृत व्याख्या के साथ प्रस्तुत किया गया है। वर्तमान परिदृश्य में कम्प्यूटर का हर क्षेत्र में उपयोग किया जाता है, जैसे कि शिक्षा, व्यापार वाणिज्य, शौक, घर और यहाँ तक कि रोजमर्रा की जिन्दगी में भी। वस्तुतः आज के जीवन में हम इसके बिना जीना सोच नहीं सकते हैं।

इन पुस्तकों की प्रमुख विशेषताएँ :

1. सरल एवं स्पष्ट भाषा
2. क्रमवार प्रारूप में उपयुक्त छवि, स्क्रीनशॉट, चार्ट एवं तालिकाओं के साथ प्रस्तुतीकरण
3. प्रत्येक अध्याय में उपयोगी टिप्स एवं विशेष जानकारी

युवा पाठकों को ध्यान में रखते हुए कम्प्यूटर की मूल बातों को इस पुस्तक में सरल एवं सटीक भाषा में लिखी गयी है।

हमारा यथासम्भव प्रयास रहा है कि पुस्तक में कम से कम त्रुटियाँ कम हो फिर भी पाठकगण से प्रार्थना है कि किसी भी अनायास अनापेक्षित भूल की सूचना हमें अतिशीघ्र दें जिससे कि आगामी संस्करण में भूल सुधार किया जा सके।

विषय-सूची

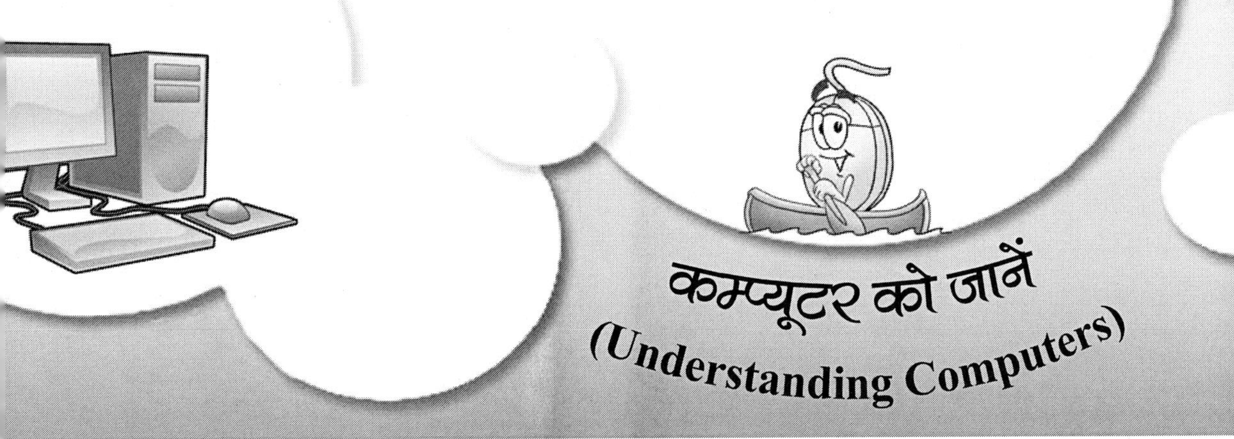

कम्प्यूटर का परिचय (Introduction to Computers)

उस समय के बारे में सोचिए जब किसी-साधारण-सी गणना के लिए काफी समय लगता था। इसका सबसे बड़ा उदाहरण है, सन् 1880 में हुई अमेरिकी जनगणना जिसमें करीब सात वर्षों का समय लग गया था। लेकिन आज आधुनिक विश्व का स्वरूप पूर्णतः बदल चुका है, जिसका सबसे बड़ा कारण है कम्प्यूटर। आज इस आधुनिक विश्व में शायद ही कोई ऐसा देश होगा, जो कम्प्यूटर तथा उसके गुणों का लाभ न उठा रहा हो, फिर चाहे वह कोई विकसित देश हो या कोई विकासशील देश या फिर कोई गरीब देश। हमारा देश भारत भी इससे अछूता नही है। 20वीं सदी के मध्य से आरम्भ हुआ यह सफर 21वीं सदी के भारत के लिए एक प्रकार से आवश्यकता बन गया है, फिर चाहे वह किसी छोटी-सी दुकान में रोजमर्रा के हिसाब रखना हो या फिर किसी बहुराष्ट्रीय कम्पनी के लिए उसका अकाउण्ट संभालना हो, कम्प्यूटर तकनीक सभी जगह व्याप्त है। यह कहना अतिशयोक्ति नहीं होगा कि आज भारत ही नहीं, बल्कि सम्पूर्ण विश्व में कम्प्यूटर सभी के लिए अत्यन्त महत्त्वपूर्ण है। लेकिन यह कम्प्यूटर है क्या? चलिए जानते हैं।

साधारण से शब्दों में कहें तो कम्प्यूटर एक ऐसा इलेक्ट्रॉनिक उपकरण है, जो विभिन्न प्रकार के अंकगणितीय और तार्किक कार्यों को पूर्ण करता है और विभिन्न प्रकार के निर्देशों का प्रयोग करके कई प्रकार के डाटा को उचित रूप से व्यवस्थित करता है।

दूसरे प्रकार से हम यह भी कह सकते हैं कि कम्प्यूटर एक ऐसा इलेक्ट्रॉनिक डिवाइस है जो किसी यूजर से इनपुट प्राप्त करता है, उस इनपुट के आधार पर प्रोसेसिंग करता है और प्राप्त परिणाम आउटपुट के रूप में प्रदान करता है।

क्या कभी आपने यह सोचा है कि आखिर कम्प्यूटर इतना आवश्यक और महत्त्वपूर्ण क्यों है? जरा सोचिए, आज हम टेलीविजन पर बिना किसी समस्या के अपनी इच्छानुसार कार्यक्रम देखते हैं, लाइव कार्यक्रम देखते

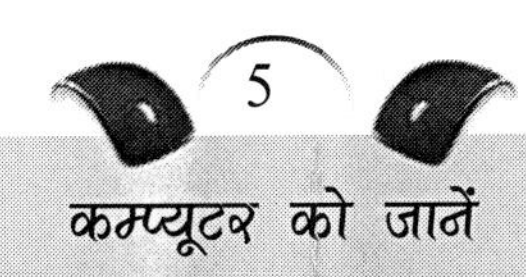

हैं, जब आप अपने बैंक खाते में जमा पैसे एटीएम के माध्यम से प्राप्त कर सकते हैं, यहाँ तक कि दुनिया भर में कहीं भी घूमते-फिरते अपने घर वालों से बातचीत कर सकते हैं, यह सब किसकी वजह से सम्भव हुआ है? कम्प्यूटर की वजह से। इतना ही नहीं, आज दुनिया के सभी विकासात्मक और उत्पादक कार्य कम्प्यूटर के द्वारा ही पूरे किये जा रहे हैं फिर चाहे वह शरीर की कोई सामान्य पैथोलॉजिकल जाँच हो या कृत्रिम उपग्रहों को चलाना या फिर बड़ी-बड़ी गाड़ियों का निर्माण करना, सब कुछ कम्प्यूटर के विकास के कारण ही सम्भव हो सका है।

कम्प्यूटर का इतिहास (History of Computer)

अगर हम कम्प्यूटर को वर्तमान समय की हाइटेक मशीन न समझकर मात्र एक संगणक यन्त्र समझें (जिससे इसका विकास एक हाइटेक मशीन के रूप में हुआ है) तो इसका इतिहास हमें 3000 साल पीछे ले जाता है, जब अबेकस (Abacus) का विकास हुआ था। यह एक यान्त्रिक उपकरण है, जिसका प्रयोग आज भी चीन, जापान जैसे कई एशियाई देशों में किया जाता है। यह उपकरण स्लेट जैसा दिखने वाली एक डिवाइस होती है, जिसके बीच में कुछ तार लगे होते हैं। इन तारों में मिट्टी के कुछ मोती एक निश्चित संख्या में होते हैं, जिनके आधार पर ही गणना की जाती है। अबेकस से जोड़ने, घटने, गुणा करने और भाग देने जैसे कार्य बड़ी आसानी से किये जा सकते हैं।

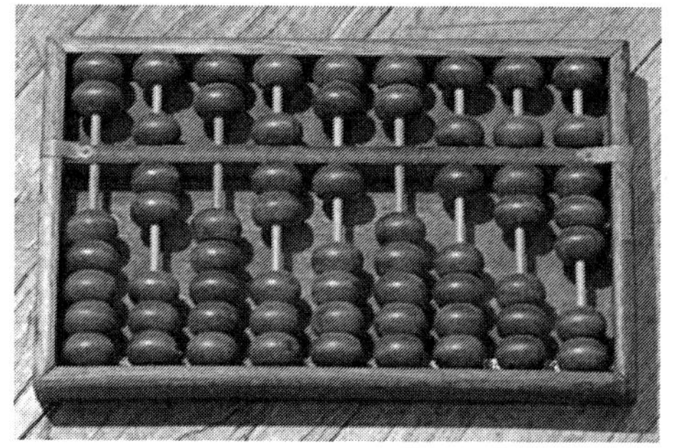
अबेकस

अबेकस के विकास के कई सदियों बाद सन् 1645 में फ्रांस के एक गणितज्ञ ब्लेज पास्कल ने मैकेनिकल डिजिटल कैलकुलेटर का आविष्कार किया, जिसे 'पास्कलाइन' नाम दिया गया। इस मशीन को एडिंग मशीन भी कहा जाता है, क्योंकि यह केवल जोड़ने और घटाने का काम ही कर सकती थी। इस मशीन की तकनीक का प्रयोग आज भी आप अपनी गाड़ियों के ओडोमीटर (Odometer) में देख सकते हैं। आपने देखा होगा कि किस प्रकार से कार या स्कूटर के स्पीडोमीटर में दिये गये डिजिट दूरी तय करने पर एक-एक अंक बढ़ते जाते हैं। इसी प्रकार से पास्कलाइन में कुछ चकरियाँ होती थीं, जिन के दाँतों में 0 से 9 तक के अंक छपे होते थे। इन दाँतों को घुमाकर ही जोड़ने और घटाने का काम किया जाता था।

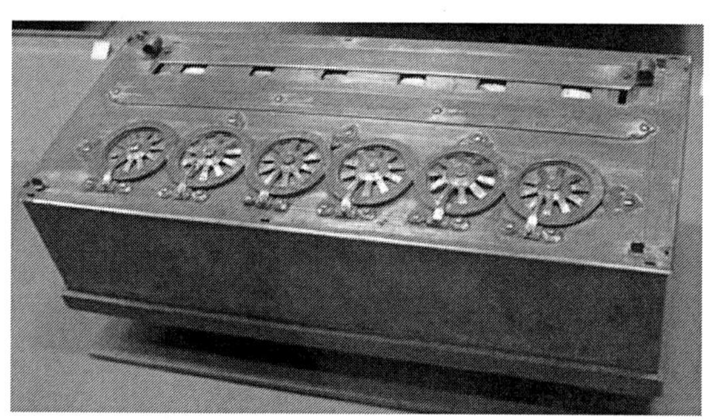
पास्कलाइन

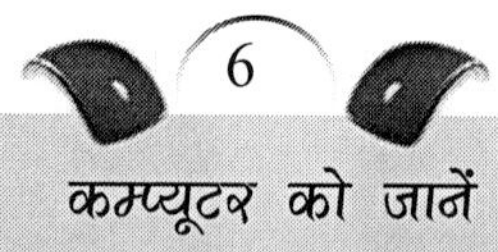

सन् 1801 में एक फ्रांसीसी बुनकर जोसेफ मेरी जैकर्ड ने एक ऐसे लूम का आविष्कार किया, जिसके द्वारा कपड़ों में विभिन्न पैटर्न के डिजाइन दिये जा सकते थे। इसमें सबसे ज्यादा सुविधा वाली बात यह थी कि यह स्वत: ही कपड़ों को पैटर्न देता था। ये सभी पैटर्न कार्डबोर्ड के पंचकार्ड्स से नियन्त्रित होते थे, जिनमें कई छिद्र होते थे। पंचकार्ड्स से कम्प्यूटर के विकास में काफी सहायता मिली, क्योंकि इनसे ही दो विचारधाराओं की उत्पत्ति हुई। पहली कि किसी सूचना को पंचकार्ड्स जैसी डिवाइस में संगृहित किया जा सकता है और दूसरा यह कि इनका प्रयोग किसी कार्य को करने के लिए निर्देशों के रूप में भी किया जा सकता है।

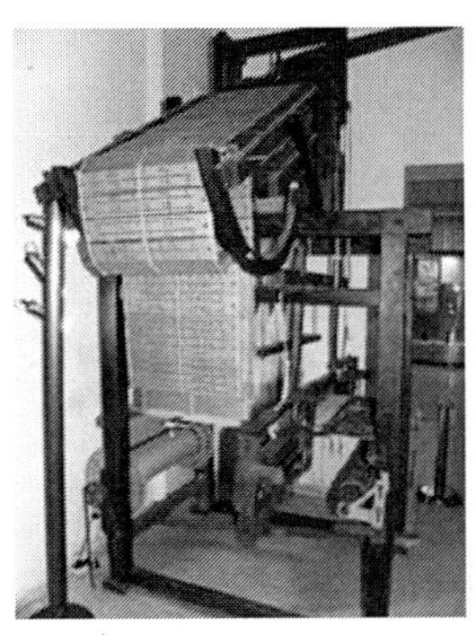

जैकर्ड लूम का मॉडल

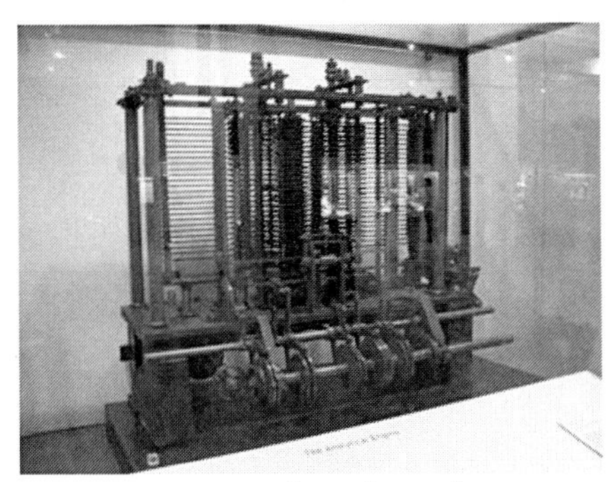

लन्दन साइंस म्यूजियम में रखा एनालिटिकल इंजिन

कम्प्यूटिंग के इतिहास में अगर उन्नीसवीं शताब्दी को कम्प्यूटिंग का स्वर्णयुग कहा जाये, तो शायद गलत नहीं होगा। अंग्रेज गणितज्ञ चार्ल्स बैबेज को हाथों से बनायी गयी सारणियों के आधार पर गणना करने में काफ़ी समस्याओं का सामना करना पड़ता था, क्योंकि इनमें काफ़ी त्रुटियाँ आती थी। इन समस्याओं को समाप्त करने के उद्देश्य से चार्ल्स बैबेज (Charles Babbage) ने सन् 1882 में एक यान्त्रिक गणना मशीन का निर्माण किया, जिसके निर्माण का पूरा खर्च ब्रिटिश सरकार ने उठाया। एनालिटिकल इंजिन (Analytical Engine) नामक यह मशीन शक्तिशाली कई गणनाएँ करने में सक्षम थी। यह न केवल सूचनाओं को पंचकार्ड में संग्रहित कर सकती थी बल्कि उनमें संग्रहित निर्देशों के आधार पर कार्य भी कर सकती थी। यह एनालिटिकल इंजिन ही आधुनिक कम्प्यूटर्स का मूल बना, जिस वजह से चार्ल्स बैबेज कम्प्यूटर विज्ञान के जनक (Father of Computers) कहलाये। हालाँकि विकास की शुरुआत में ज़्यादातर लोगों ने यह माना कि एनालिटिकल इंजिन किसी काम का नहीं है। लेकिन प्रसिद्ध कवि लॉर्ड बायरन की बेटी एडा ऑगस्टा (Ada Augusta) ने चार्ल्स बैबेज पर विश्वास किया और इंजिन में गणना के निर्देशों का विकास करने में चार्ल्स की सहायता की। इस प्रकार से एडा ऑगस्टा कम्प्यूटर विज्ञान जगत् की पहली कम्प्यूटर प्रोग्रामर कहलायीं। एडा ऑगस्टा के सम्मान में एक प्रोग्रामिंग भाषा का नाम भी 'एडा' (ADA) रखा गया है।

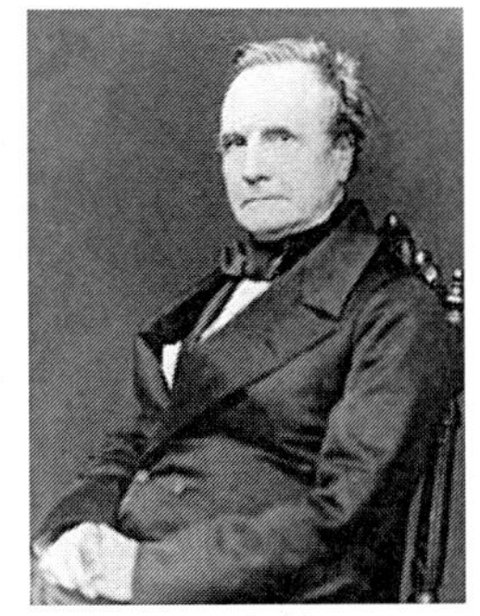

चार्ल्स बैबेज

1880 का दशक अमेरिका की जनगणना के लिहाज़ से काफ़ी मुश्किलों भरा था। असल में सन् 1880 से शुरू की गयी जनगणना को समाप्त होने में करीब सात वर्ष का समय लग गया था। इतना समय लग जाने के कारण सरकार परेशान थी, क्योंकि इतना समय लगने की वजह से पहले ही यह अनुमान लगा लिया गया था कि सन् 1890 की जनगणना सन् 1900 की जनगणना शुरू होने से पहले

पूरी नहीं हो पायेगी। उन दिनों हरमन होलेरिथ एक शिक्षक हुआ करते थे। उन्होंने जनगणना विभाग की इस समस्या का समाधान करने के लिए टैबुलेटिंग मशीन (Tabulating Machine) की स्थापना की, जिसकी वजह से सन् 1890 में शुरू की गयी जनगणना मात्र 3 माह में पूरी हो गयी (हालाँकि अलग-अलग स्रोतों के अनुसार यह समय अलग-अलग है)। होलेरिथ की यह मशीन पंचकार्डों को विद्युत् द्वारा संचालित करती थी। मशीन के लिए विशेष रूप से बनाये गये मॉडर्न स्टैण्डर्ड पंचकार्ड्स (Modern Standard Punch cards) को उन्होंने पेटेण्ट करवाया और 1896 में टैबुलेटिंग मशीन कम्पनी (Tabulating Machine Company) की स्थापना की, जिसे बाद में इण्टरनेशनल बिजनेस मशीन (International Business Machine) के नाम से जाना गया, जो आज विश्व की अग्रणी कम्प्यूटर निर्माता कम्पनियों में से एक है।

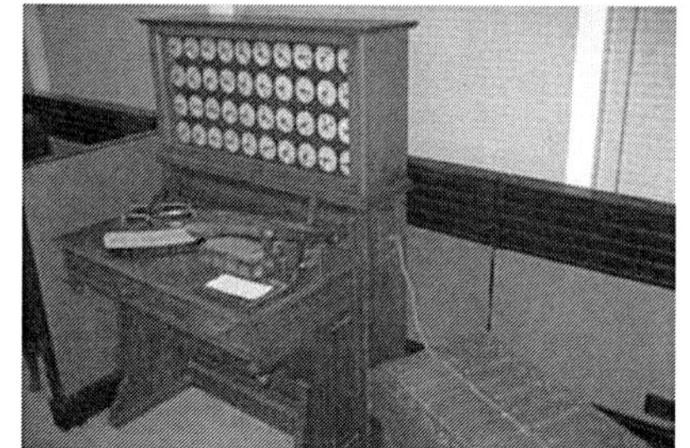

टैबुलेटिंग मशीन

1940 के दशक तक इलेक्ट्रो-मैकेनिकल कम्प्यूटिंग (Electro-Mechanical Computing) काफी विकसित हो चुकी थी। सन् 1944 में डॉ. हॉवर्ड आईकेन ने आई.बी.एम. के कुछ वैज्ञानिकों के साथ मिलकर विश्व के पहले इलेक्ट्रो-मिकैनिकल कम्प्यूटर का निर्माण किया, जिसे ऑटोमेटिक सीक्वेंस कंट्रोलड कैलकुलेटर (Automatic Sequence Controlled Calculator) कहा गया। कम्प्यूटर का निर्माण होने के बाद इसे हॉवर्ड विश्वविद्यालय ले जाया गया, जहाँ इसका नाम रखा गया मार्क-1 (Mark-I)। 4500 किलोग्राम वजनी यह कम्प्यूटर 6 सेकण्ड में एक गुणा कर सकता था और 12 सेकण्ड में एक भाग की क्रिया कर सकता था।

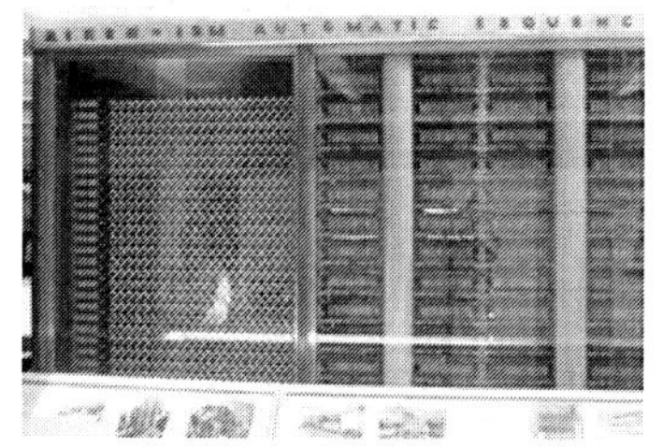

मार्क - 1

सन् 1937 से 1942 के बीच एटानासॉफ और क्लिफॉर्ड बेरी ने विश्व के पहले इलेक्ट्रॉनिक डिजिटल कम्प्यूटर का निर्माण किया, जिसे नाम दिया गया एटॉनासॉफ-बेरी कम्प्यूटर (Atanasoff-Berry Computer) या ए.बी.सी.। हालाँकि विकास के बाद इस कम्प्यूटर को कुछ खास प्रसिद्धि नहीं मिल पायी जिस वजह से सन् 1960 में पुनः इसे नये रूप में लांच किया गया।

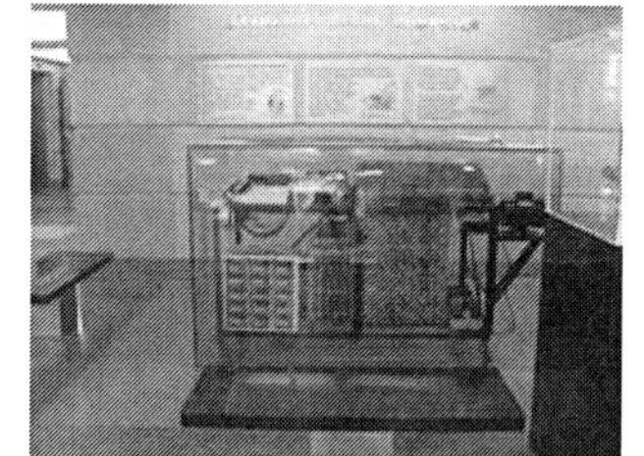

एटॉनासॉफ-बेरी कम्प्यूटर

कम्प्यूटर की पीढ़ियाँ (Generations of Computer)

कम्प्यूटर की पीढ़ियों से तात्पर्य सन् 1940 के बाद से शुरू हुए उस समयकाल से है, जिसमें कम्प्यूटर तकनीक का सबसे तेजी से विकास हुआ। हर पीढ़ी में कम्प्यूटर्स तकनीक में विकास होता गया, साथ ही उनके आकार में भी परिवर्तन आता गया। किसी पीढ़ी के कम्प्यूटर्स में क्या ख़ास था, चलिए जानते हैं।

प्रथम पीढ़ी (First Generation): 1946 - 1956

द्वितीय पीढ़ी (Second Generation): 1956 - 1964

तृतीय पीढ़ी (Third Generation): 1964 - 1971

चतुर्थ पीढ़ी (Fourth Generation): 1971 - वर्तमान

पंचम पीढ़ी (Fifth Generation): वर्तमान और भविष्य

प्रथम पीढ़ी (First Generation)

- प्रथम पीढ़ी की शुरुआत 1946 से होती है, जब एकर्ट और मुचली ने एनियक (ENIAC) का विकास किया।
- कम्प्यूटर्स में वैक्यूम ट्यूब्स का प्रयोग किया जाता था, जिनका आविष्कार 1904 में किया गया था।
- इस पीढ़ी के कम्प्यूटर पंचकार्ड्स पर आधारित थे।
- मेमोरी के लिए मैग्नेटिक ड्रम का प्रयोग भी होता था।
- इनका आकार बहुत ज्यादा बड़ा होता था तथा नाजुक और कम विश्वसनीय थे।
- चूँकि कम्प्यूटर बहुत जल्दी गरम हो जाते थे, इसलिए कई सारे एयरकण्डीशनर्स का प्रयोग किया जाता था।
- प्रोग्रामिंग के लिए केवल मशीनी और असेम्बलिंग भाषा का प्रयोग किया जा सकता था। यानी कोई भी ऐसा प्रोग्रामर कम्प्यूटर्स का प्रयोग नहीं कर सकता था, जिसे मशीनी या असेम्बलिंग भाषा न आती हो।
- एक क्यूबिक फुट में करीब 1000 सर्किट होते थे।

द्वितीय पीढ़ी (Second Generation)

- इस पीढ़ी से कम्प्यूटर्स के आकार में कमी आना शुरू हुई। इस पीढ़ी के कम्प्यूटर्स में ट्रांजिस्टर्स का प्रयोग किया जाता था, जिनका आविष्कार सन् 1947 में किया गया था।
- ट्रांजिस्टर आकार में वैक्यूम ट्यूब से काफी छोटे थे, जिस वजह से वे कम स्थान लेते थे और कम ऊर्जा भी निकलती थी।
- एक क्यूबिक फुट में 1 लाख सर्किट।
- प्रथम पीढ़ी के कम्प्यूटर्स की तुलना में सस्ते और रखरखाव में भी कम खर्च करना पड़ता था।
- कोबोल (COBOL) और फोरट्रॉन (FORTRAN) जैसी उच्च स्तरीय भाषाओं के प्रयोग विकास किया गया।
- स्टोरेज डिवाइस, प्रिन्टर और ऑपरेटिंग सिस्टम्स का प्रयोग होने लगा था।

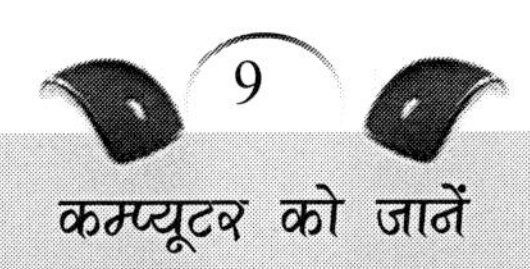

तृतीय पीढ़ी (Third Generation)

- 1964 से शुरू हुई कम्प्यूटर की तीसरी पीढ़ी ने इसे एकीकृत सर्किट (Integrated Circuit or IC) प्रदान किये।
- आई.सी. ने कम्प्यूटर के आकार को और भी छोटा कर दिया, जिस वजह से वे वजन में हल्के भी हो गये।
- पिछली दोनों पीढ़ियों की तुलना में ये काफ़ी ज़्यादा विश्वसनीय थे।
- इस पीढ़ी के कम्प्यूटरों में वृहद रूप से उच्च स्तरीय प्रोग्रामिंग भाषाओं का प्रयोग होता था।
- एक वर्गफुट में 1 करोड़ सर्किट थे।

चतुर्थ पीढ़ी (Fourth Generation)

- सन् 1971 से शुरू हुई चौथी पीढ़ी अभी तक जारी है।
- इस पीढ़ी में एकीकृत सर्किट को और भी उन्नत करके विशाल एकीकृत सर्किट (Large Integrated Circuit or LIC) का निर्माण किया गया।
- एक वर्ग फुट में अरबों सर्किट।
- आकार में अद्‌भुत कमी। कम्प्यूटर इनसानों की जेब तक पहुँच गये।
- कम्प्यूटर उपयोग करने के लिए अब एयरकण्डीशनर की आवश्यकता नहीं होती।
- मेमोरी क्षमता पहले की तुलना में हजारों गुना अधिक।
- विभिन्न प्रकार के नेटवर्क का विकास किया गया।

पंचम पीढ़ी (Fifth Generation)

- कम्प्यूटर्स को अपनी क्षमता के चरम पर पहुँचाने की कोशिश।
- वैज्ञानिक कृत्रिम बुद्धिमत्ता (Artificial Intelligence) युक्त कम्प्यूटर्स का विकास करने में प्रयासरत हैं, जो किसी मुश्किल का हल इंसानों की तरह खुद सोचकर निकालेगा।
- पीढ़ी के आरम्भ में, कम्प्यूटरों को एक-दूसरे से जोड़ा गया ताकि इनमें संगृहीत डाटा का आदान-प्रदान किया जा सके।
- इस पीढ़ी में प्रतिदिन कम्प्यूटर के आकार को घटाने का प्रयास किया गया है, जिसकी वजह से अब कम्प्यूटर आपकी जेब में भी है।
- पुराने वेरी लार्ज स्केल इण्टीग्रेटेड सर्किट (Very Large Scale Integrated Circuit) को नये अल्ट्रा लार्ज स्केल इण्टीग्रेटेड सर्किट (Ultra Large Scale Integrated Circuit) ने प्रतिस्थापित करना शुरू कर दिया।

भारत में कम्प्यूटर युग की शुरुआत

भारत में कम्प्यूटर युग की शुरुआत हुई थी, सन् 1952 में, भारतीय सांख्यिकी संस्थान (Indian Statistical Institute या आई.एस.आई.) कोलकाता से। सन् 1952 में आई.एस.आई. में एक एनालॉग कम्प्यूटर की स्थापना की गयी थी, जो भारत का प्रथम कम्प्यूटर था। यह कम्प्यूटर 10x10 की मैट्रिक्स को हल कर सकता था। इसी समय भारतीय विज्ञान संस्थान बेंगलुरु (Indian Institute of Science, Bengaluru) में भी एक एनालॉग कम्प्यूटर स्थापित किया गया था, जिसका प्रयोग अवकलन विश्लेषक (Differential Analyzer) के रूप में किया जाता था। लेकिन इन सबके बाद भी भारत में कम्प्यूटर युग की वास्तविक रूप से शुरुआत हुई सन् 1956 में, जब आई.एस.आई. कोलकाता में भारत का प्रथम इलेक्ट्रॉनिक डिजिटल कम्प्यूटर HEC-2M स्थापित किया गया। यह कम्प्यूटर केवल भारत का प्रथम इलेक्ट्रॉनिक कम्प्यूटर होने के कारण ही ख़ास नहीं था, बल्कि इसलिए भी खास था, क्योंकि इसकी स्थापना के साथ ही भारत, जापान के बाद एशिया का दूसरा ऐसा देश बन गया था, जिसने कम्प्यूटर तकनीक को अपनाया था अर्थात् यदि आप जापान को एशिया महाद्वीप का भाग न माने, तो HEC-2M भारत का ही नहीं, बल्कि एशिया का प्रथम डिजिटल कम्प्यूटर बन जाता है।

यद्यपि यह भारत का प्रथम कम्प्यूटर नहीं है लेकिन HEC-2M ने ही सही मायनों में भारत में कम्प्यूटर तकनीक की शुरुआत की। वास्तव में HEC-2M का निर्माण भारत में न होकर इंग्लैण्ड में हुआ था, जहाँ से इसे आयात करके ISI में स्थापित किया गया था। इसका विकास एण्ड्रयू डोनाल्ड बूथ द्वारा किया गया था, जो उस समय लन्दन के बर्कबैक कॉलेज (Berkback College) में कार्यरत प्रोफेसर थे।

यह कम्प्यूटर 1024 शब्द की ड्रम मेमोरी युक्त एक 16-बिट का कम्प्यूटर था, जिसका संचालन करने के लिए मशीन भाषा का प्रयोग किया जाता था तथा इनपुट और आउटपुट के लिए पंच कार्ड्स का प्रयोग किया जाता था, लेकिन बाद में इसमें प्रिन्टर भी जोड़ दिया गया। चूँकि यह देश का प्रथम डिजिटल कम्प्यूटर था, इसलिए सम्पूर्ण देश से विभिन्न प्रकार की वैज्ञानिक समस्याओं का समाधान इस कम्प्यूटर से किया जाता था, जैसे, सुरक्षा विभाग तथा प्रयोगशालाओं से सम्बन्धित समस्याएँ, विभिन्न प्रकार के विश्लेषण आदि। लेकिन यह विकास गाथा यहीं समाप्त नहीं होती है। सन् 1958 में ISI में URAL नामक एक अन्य कम्प्यूटर स्थापित किया गया, जो आकार में HEC-2M से भी बड़ा था। इस कम्प्यूटर को रूस से खरीदा गया था। यह नाम वास्तव में रूस की एक पर्वतशृंखला का नाम है और चूँकि यह कम्प्यूटर भी रूस से खरीदा गया था, इस कारण से इस कम्प्यूटर को यह नाम दिया गया। यह कम्प्यूटर क्षैतिज मैग्नेटिक टेप युक्त एक 32 बिट कम्प्यूटर था, जिसमें इनपुट के रूप में पंचकार्ड्स तथा आउटपुट के रूप में प्रिन्टर का प्रयोग किया जाता था। सन् 1964 में इन दोनो कम्प्यूटर्स को तब विराम दे दिया गया,

जब IBM ने ISI में अपना कम्प्यूटर 1401 स्थापित किया। IBM1401, IBM1400 शृंखला का पहला कम्प्यूटर था, जिसे IBM द्वारा सन् 1959 में विकसित किया गया था, जो कि एक डाटा प्रोसेसिंग सिस्टम कम्प्यूटर था। इस कम्प्यूटर में मुख्य रूप से 1401 प्रोसेसिंग यूनिट थी, जो एक मिनट में 1,93,300 योग की गणनाएँ कर सकती थी। साथ ही साथ इस कम्प्यूटर में इनपुट के लिए पंचकार्ड्स के साथ-साथ मैग्नेटिक टेप तथा आउटपुट के लिए IBM 1403 प्रिन्टर का प्रयोग किया जाता था। इन सभी कम्प्यूटरों में जो एक समानता थी, वह यह थी कि ये सभी कम्प्यूटर भारत में विकसित नहीं हुए थे, बल्कि इन्हें दूसरे देशों से खरीदा गया था। भारत में विकसित किया गया पहला कम्प्यूटर था ISI-JUA। इस कम्प्यूटर का विकास सन् 1966 में दो संस्थाओं भारतीय सांख्यिकी संस्थान तथा जादवपुर यूनिवर्सिटी (Jadavpur University) द्वारा किया गया था, जिस कारण से इसे ISI-JU नाम दिया गया। HEC-2M तथा URAL दोनों ही वैक्यूम ट्यूब युक्त कम्प्यूटर थे, जबकि ISI-JU एक ट्रांजिस्टर युक्त कम्प्यूटर था। इस कम्प्यूटर का विकास भारतीय कम्प्यूटर तकनीक के लिए अत्यन्त महत्त्वपूर्ण था, यद्यपि यह कम्प्यूटर व्यावसायिक कम्प्यूटिंग आवश्यकताओं को पूर्ण नहीं करता था, जिस कारण से इसके द्वारा कोई विशिष्ट कार्य नहीं किया गया। भारत में कम्प्यूटिंग विकास में सबसे महत्त्वपूर्ण चरण आया 90 के दशक में, जब पुणे में स्थित प्रगतिशील संगणन विकास केन्द्र (Centre for Development of Advanced Computing) में भारत का प्रथम सुपरकम्प्यूटर 'परम-8000' का विकास किया गया। PARAM का अर्थ है Parallel Machine जो कि आज सुपरकम्प्यूटर्स की एक शृंखला है। परम का प्रयोग विभिन्न क्षेत्रों में किया जाता है, जैसे: बायोइन्फॉर्मेटिक्स के क्षेत्र में, मौसम विज्ञान के क्षेत्र में, रसायन शास्त्र के क्षेत्र में आदि। यद्यपि पर्सनल कम्प्यूटर्स के आ जाने के कारण आज भारत के कई हजारो घरों में, कार्यालयों में कम्प्यूटर तकनीक अपने पैर पसार रही है, लेकिन इन सभी एनालॉग, मेनफ्रेम तथा सुपरकम्प्यूटर्स ने भारत को एक विकासशील देश बनाने में अपना अमूल्य योगदान दिया है।

कम्प्यूटरों के प्रकार (Types of Computers)

कम्प्यूटर को मुख्य रूप से तीन प्रकारों में विभाजित किया गया है:

1. कार्यप्रणाली (Mechanism)
2. उद्देश्य (Purpose)
3. आकार (Size)

कार्यप्रणाली पर आधारित कम्प्यूटर (Computers based on Mechanism)

कार्यप्रणाली के आधार पर कम्प्यूटर के निम्न लिखित प्रकार हैं:

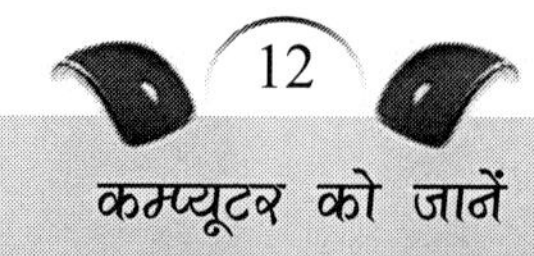

एनालॉग कम्प्यूटर (Analog Computer)

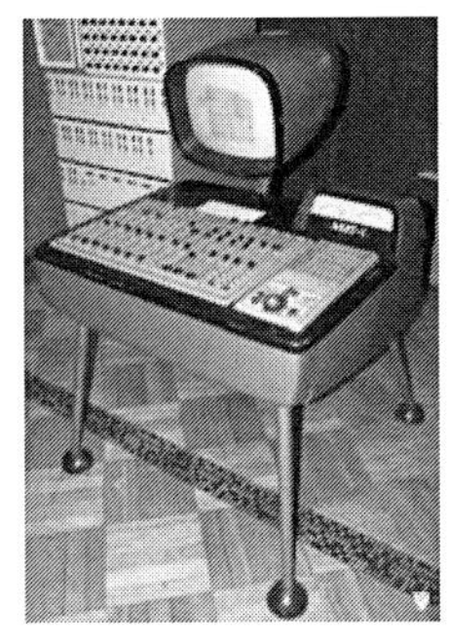

एनालॉग कम्प्यूटर

एनालॉग कम्प्यूटर की श्रेणी में वे कम्प्यूटर आते हैं, जो परिवर्तनीय भौतिक मात्राओं के आधार पर परिणाम व्यक्त करते हैं। जैसे दाब, तापमान, लम्बाई आदि। ये कम्प्यूटर प्रायः गणना के स्थान पर तुलना करते हैं जैसे थर्मामीटर कोई गणना नहीं करता है, बल्कि पारे के सम्बन्धित प्रसार की तुलना कर शरीर का तापमान बताता है। इस प्रकार के कम्प्यूटरों का विज्ञान और इंजीनियरिंग के क्षेत्र में ख़ासा उपयोग है, क्योंकि इस क्षेत्र में मात्राओं का अधिक उपयोग किया जाता है। इन कम्प्यूटर्स के परिणाम सदैव अनुमानित ही होते हैं। पारम्परिक तराजू को भी इसका एक अच्छा उदाहरण माना जा सकता है।

डिजिटल कम्प्यूटर (Digital Computer)

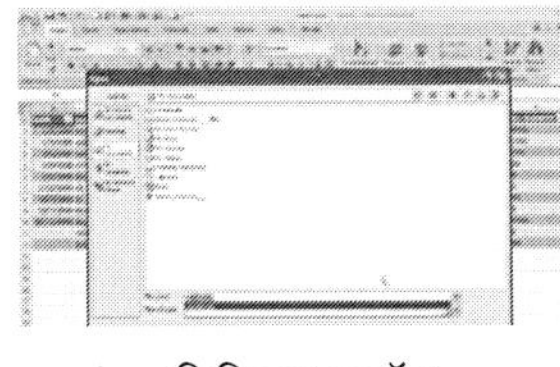

डिजिटल क्लॉक

इस श्रेणी में वे कम्प्यूटर आते हैं, जो गणना करते हैं। इन कम्प्यूटरों से प्राप्त परिणाम अनुमानित नहीं होते हैं बल्कि शुद्ध होते हैं। उदाहरणस्वरूप, आपने इन दिनों गाड़ियों में आ रहे इलेक्ट्रॉनिक ओडोमीटर को तो देखा ही होगा। पुराने ओडोमीटर्स की तुलना में ये शुद्ध परिणाम करते हैं कि कौन-सी गाड़ी कितने किलोमीटर पर चल रही है और कितने किलोमीटर/मीटर चल चुकी है।

हायब्रिड कम्प्यूटर (Hybrid Computers)

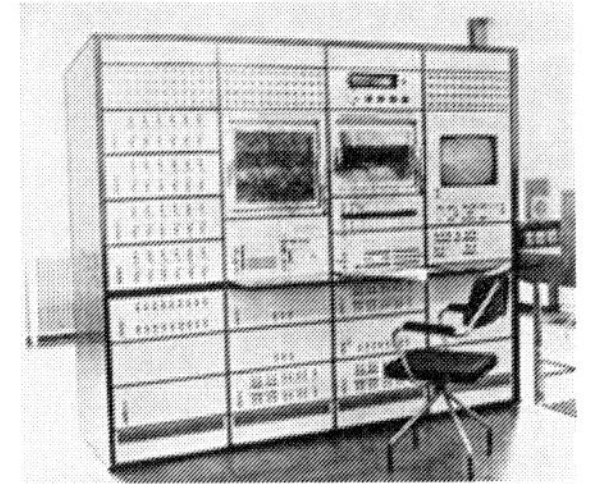

हायब्रिड कम्प्यूटर

एनालॉग और डिजिटल कम्प्यूटरों का मिलाजुला रूप है। हायब्रिड कम्प्यूटर। इस प्रकार के कम्प्यूटर्स का डिजिटल भाग तार्किक गणनाएँ करता है और परिणाम प्रदान करता है तथा नियन्त्रक के रूप में काम करता है, जबकि एनालॉग भाग समीकरणों में तुलना करके परिणाम प्रदर्शित करता है।

उद्देश्य पर आधारित कम्प्यूटर (Computers based on Purpose)

कम्प्यूटरों को उनके उद्देश्यों के आधार पर दो प्रकारों में बाँटा जाता है।

सामान्य उद्देशीय कम्प्यूटर (General Purpose Computer)

वे कम्प्यूटर जिनका प्रयोग हम कई प्रकार के कार्यों में कर सकते हैं। इन कम्प्यूटरों का प्रयोग भले ही विभिन्न कार्यों के लिए किया जा सकता हो, लेकिन हम इनका प्रयोग वर्ड प्रोसेसिंग, डेटाबेस प्रबन्धन जैसे कार्यों के लिए ही करते हैं, जैसे हमारा डेस्कटॉप। इस प्रकार के कम्प्यूटरों की कीमत भी कम होती है।

विशिष्ट उद्देशीय कम्प्यूटर (Special Purpose Computer)

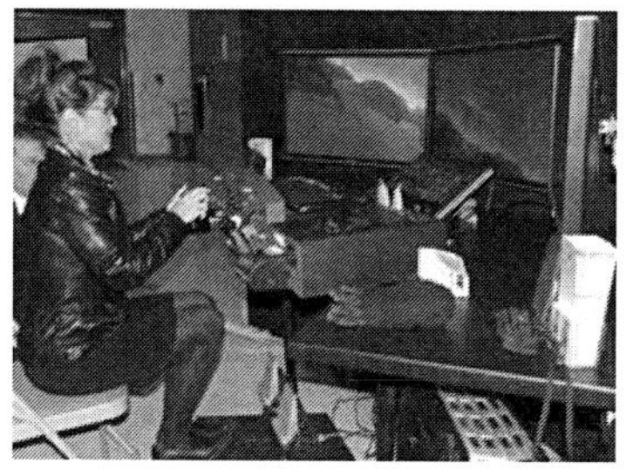

फ्लाइट सिम्यूलेटर

विशिष्ट उद्देशीय कम्प्यूटर यानी वे कम्प्यूटर जिनका प्रयोग कुछ विशेष कार्यों को पूरा करने के लिए किया जाता है। इस प्रकार के कम्प्यूटरों के सी.पी.यू. की क्षमता उनके कार्य के मुताबिक घटायी या बढ़ायी जाती है। कई बार इनके लिए अनेक सी.पी.यू. का प्रयोग भी किया जा सकता है। इतने सब के बाद भी इनका प्रयोग केवल उस काम के लिए ही किया जा सकता है, जिसके लिए इन्हें बनाया गया है। जैसे, फ्लाइट सिम्यूलेटर जिसका प्रयोग पायलटों को ट्रेनिंग देने के लिए किया जाता है।

आकार पर आधारित कम्प्यूटर (Computers based on Size)

आकार के आधार पर कम्प्यूटर के निम्न लिखित प्रकार बताये गये हैं:

माइक्रो कम्प्यूटर (Micro Computer)

माइक्रो कम्प्यूटर्स का प्रयोग हम अपने जीवन में सबसे ज्यादा करते हैं। तकनीक की दुनिया में माइक्रो प्रोसेसर एक क्रान्तिकारी आविष्कार था, जिसने कम्प्यूटर के आकार में सबसे ज़्यादा परिवर्तन किये और उसे बड़े-बड़े कमरों से निकालकर हमारी मेज, गोद और हाथों तक में पहुँचा दिया। माइक्रो प्रोसेसर ने कम्प्यूटर की कीमतों में इतनी भारी कमी लायी कि वह किसी लैब या कम्पनी तक ही सीमित नहीं रह गया, बल्कि व्यक्तिगत उपयोगों के लिए आमजनों तक भी पहुँच गया। इसी वजह से इसे पर्सनल कम्प्यूटर (Personal Computer or PC) कहा जाने लगा। डेस्कटॉप, नोटबुक और लैपटॉप, पामटॉप, टेबलेट पीसी माइक्रो कम्प्यूटर के सर्वश्रेष्ठ उदाहरण हैं।

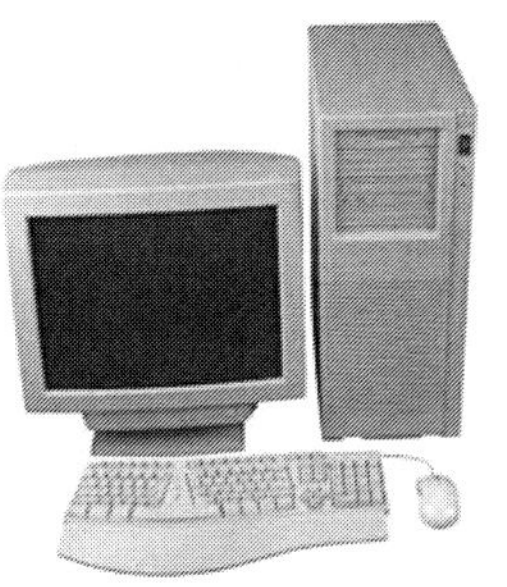

डेस्कटॉप कम्प्यूटर

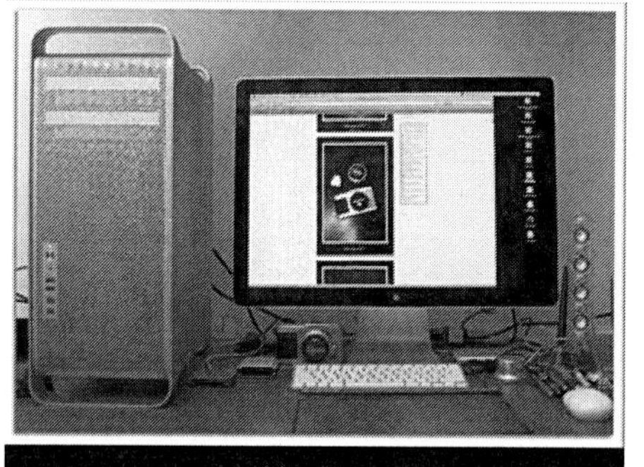

Mac Pro

मैक प्रो वर्कस्टेशन

वर्कस्टेशन (Workstation)

वर्कस्टेशन को आप बड़ा माइक्रो कम्प्यूटर भी कह सकते हैं, क्योंकि यह आकार में तो माइक्रो कम्प्यूटर्स की तरह ही होता है, लेकिन उनसे ज़्यादा शक्तिशाली होता है। इस प्रकार के कम्प्यूटरों का प्रयोग कुछ विशेष जटिल कार्यों को पूरा करने के लिए किया जाता है, जैसे एनिमेशन, वैज्ञानिक अनुसन्धान, इंजीनियरिंग आदि।

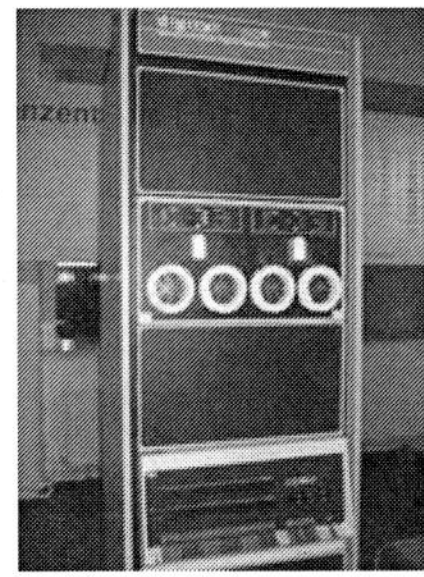

मिनी कम्प्यूटर

मिनी कम्प्यूटर (Mini Computer)

मल्टी–यूजर माहौल के लिए विकसित किये गये सबसे छोटे कम्प्यूटर। इस प्रकार के कम्प्यूटर के द्वारा एक समय पर कई यूज़र्स (उपयोगकर्ता) एक साथ किसी मशीन का प्रयोग कर सकते हैं। मिनी कम्प्यूटर आकार में वर्कस्टेशन से बड़े लेकिन मेनफ्रेम कम्प्यूटरों से बड़े होते हैं। मध्यम स्तर की ज्यादातर कम्पनियाँ इन कम्प्यूटरों का प्रयोग करती हैं, क्योंकि सभी कर्मचारियों के लिए अलग–अलग माइक्रो कम्प्यूटर खरीदने से खर्च बढ़ सकता है, जबकि इनमें कई संसाधनों का साझा प्रयोग किया जा सकता है।

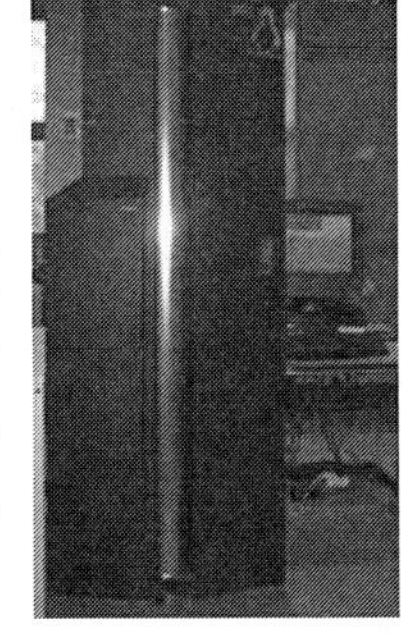

आई.बी.एम. मेनफ्रेम कम्प्यूटर

मेनफ्रेम कम्प्यूटर (Mainframe Computer)

ये कम्प्यूटर आकार में बड़े होते हैं, जो आपको 1950 के दशक के कम्प्यूटरों की याद दिला सकते हैं। हालाँकि उन कम्प्यूटरों की तुलना में ये हजारों गुना ज्यादा शक्तिशाली होता है। इन कम्प्यूटरों का प्रयोग एक नियन्त्रित वातावरण में किया जाता है। ये कम्प्यूटर भी मल्टी–यूजर वातावरण का समर्थन करते हैं, जिस वजह से एक बार में 100 से भी ज्यादा यूजर इसका प्रयोग कर सकते हैं।

सुपर कम्प्यूटर (Super Computer)

कम्प्यूटर की सभी श्रेणियों में सबसे बड़े और तेज कम्प्यूटरों को 'सुपर कम्प्यूटर' कहते हैं। एक सुपर कम्प्यूटर अकेले जिस गति से काम कर सकता है, उतनी तेजी से काम करने के लिए आपको 50 हजार या उससे भी ज्यादा कम्प्यूटरों का प्रयोग करना पड़ सकता है। इस प्रकार के कम्प्यूटरों का प्रयोग प्रायः भारी मात्रा में की जाने वाली गणनाओं के लिए किया जाता है, जैसे मौसम की भविष्यवाणी करना या सैटेलाइट का प्रयोग करना। इनका प्रयोग केवल बड़ी अन्तर्राष्ट्रीय कम्पनियाँ ही कर सकती हैं, क्योंकि आकार में बड़े और शक्तिशाली होने के कारण इनकी कीमत भी बहुत ज्यादा होती है।

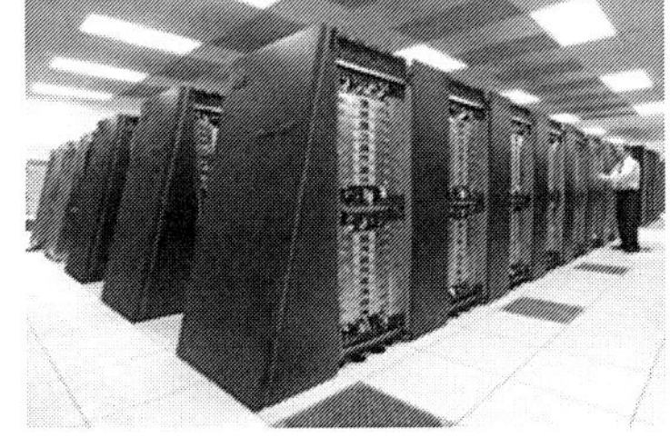

आई.बी.एम. ब्लू जीन सुपरकम्प्यूटर

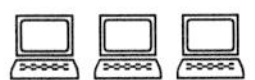

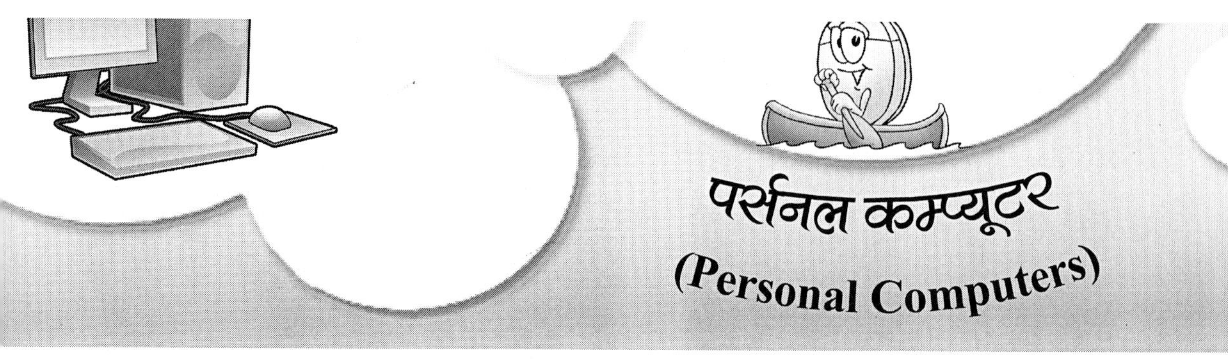

पर्सनल कम्प्यूटर क्या है? (What is a Personal Computer?)

पर्सनल कम्प्यूटर या पी. सी. (PC) से हम सभी अच्छी तरह से वाकिफ़ हैं, लेकिन क्या आप जानते हैं कि यह पर्सनल कम्प्यूटर है क्या? पर्सनल कम्प्यूटर उन सामान्य-उद्देशीय कम्प्यूटर्स को कहते हैं, जो आकार, क्षमता और मूल्य की दृष्टि से किसी व्यक्ति के लिए इसे उपयोगी बनाता हो तथा एक बार में जिसका प्रयोग कोई एक व्यक्ति ही कर सके। इस प्रकार के कम्प्यूटरों का प्रयोग प्रायः सामान्य कम्प्यूटिंग कार्यों के लिए ही किया जा सकता है, जैसे, वर्ड प्रोसेसिंग, इंटरनेट ब्राउजिंग, डाउनलोडिंग, अकाउंटिंग आदि। इसके विपरीत मिनी, मेनफ्रेम या सुपर कम्प्यूटर्स का प्रयोग एक साथ कई लोग विभिन्न प्रकार के व्यावसायिक कार्यों के लिए कर सकते हैं।

भले ही सन् 1948 से 1957 के बीच बनाये गये आईबीएम 610 को पहला पर्सनल कम्प्यूटर माना जाता हो, लेकिन पर्सनल कम्प्यूटर के वर्तमान स्वरूप की मुख्य शुरुआत 1970 के दशक से आरम्भ हुई। हालाँकि पर्सनल कम्प्यूटर की क्षमता में सबसे ज़्यादा विकास हुआ 1990 के दशक में, जिस वजह से पर्सनल कम्प्यूटर और मल्टीयूजर कम्प्यूटर्स के बीच के अन्तर कम होते जा रहे हैं।

पर्सनल कम्प्यूटर के भाग (Components of Personal Computer)

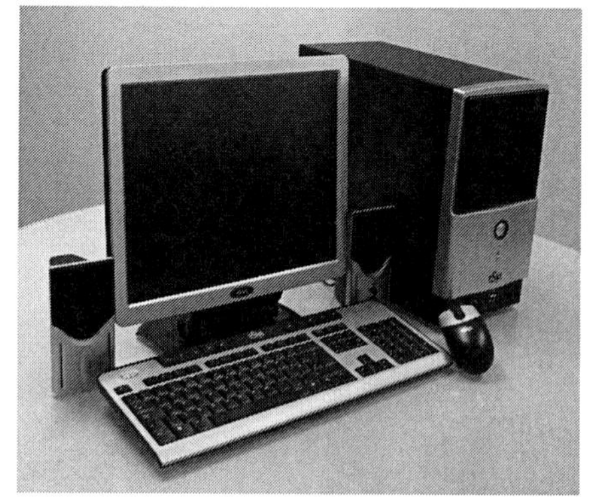

एक पर्सनल कम्प्यूटर इनपुट डिवाइसों (Input Devices), आउटपुट डिवाइसों (Output Devices), स्टोरेज डिवाइसों (Storage Devices), सेण्ट्रल प्रोसेसिंग यूनिट (Central Processing Unit) और कई अन्य यन्त्रों से मिलकर बनता है। पर्सनल कम्प्यूटर के लिए कौन-कौन से कम्पोनेण्ट्स (घटक) आवश्यक हैं, आइए हम इस पर विचार करते हैं:

मदरबोर्ड (MotherBoard)

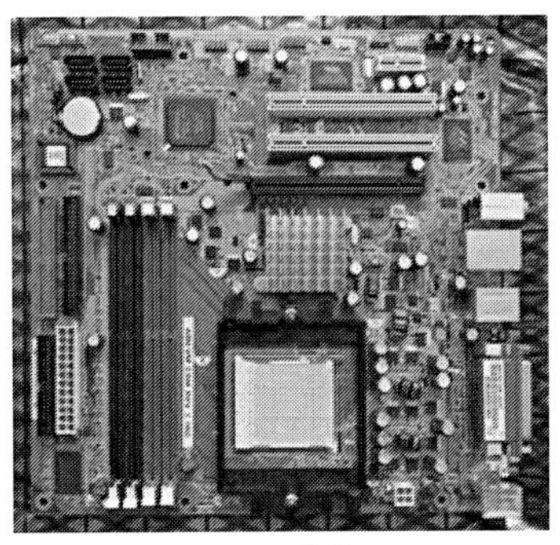

मदरबोर्ड

अगर हमारा शरीर एक कम्प्यूटर है, तो उसका स्नायु तन्त्र (Nervous System) एक मदरबोर्ड है। जिस प्रकार से स्नायु तन्त्र शरीर के हर भाग से जुड़ा होता है और उन तक ऊर्जा पहुँचाता है, उसी प्रकार से मदरबोर्ड भी कार्य करता है। मदरबोर्ड, जिसे मुख्यबोर्ड (Mainboard) या सिस्टम बोर्ड (System board) भी कहा जाता है, डेस्कटॉप, लैपटॉप आदि के सेण्ट्रल प्रोसेसिंग यूनिट में लगा एक ऐसा बोर्ड होता है, जो कम्प्यूटर के सभी हिस्सों को ऊर्जा प्रदान करता है तथा उन्हें आपस में जोड़कर रखता है। एक कम्प्यूटर की रचना जितने भी अवयवों से होती है, फिर चाहे वह प्रोसेसर, रैम या हार्डडिस्क हो या फिर मॉनीटर, की-बोर्ड या माउस, वे सभी मदरबोर्ड से जुड़े होते हैं।

कौन-सा प्रोसेसर है बेहतर?

दिमाग के बिना शरीर का कोई अस्तित्त्व नहीं है। हमारा दिमाग ही है, जो हमारे पूरे शरीर को नियन्त्रित करता है। कम्प्यूटर में सारी गणनाएँ करने का काम करता है 'प्रोसेसर', जिस वजह से इसे कम्प्यूटर का दिमाग भी कहा जाता है। हम प्राय: सेण्ट्रल प्रोसेसिंग यूनिट या सीपीयू नाम से कम्प्यूटर के कैबिनेट को पुकारते हैं, लेकिन असल में यह 'प्रोसेसर' नामक एक छोटी-सी चिप ही है, जिसे 'सीपीयू' कहा जाता है, क्योंकि यही कम्प्यूटर प्रोग्राम के सभी निर्देशों का वहन करते हुए विभिन्न गणनाएं करता है। तो जब 'प्रोसेसर' कम्प्यूटर का इतना महत्त्वपूर्ण अंग है, तो क्या बिना सोचे-समझे हम अपने कम्प्यूटर में कोई भी प्रोसेसर लगा लें। नहीं, क्योंकि मार्केट में उपलब्ध हर प्रोसेसर की अपनी अलग क्षमता है। जब आप कोई कम्प्यूटर खरीदने मार्केट जायेंगे, तो विक्रेता आपके समक्ष कई प्रकार के प्रोसेसर्स का विकल्प रखेंगे, जैसे - इंटेल, सेलेरॉन, पेंटियम, ड्यूअल कोर, कोर-2 ड्यूओ, आई3, आई5, आई7 या एएमडी। इनके अतिरिक्त भी कई अन्य नाम हैं। अब यह सोचकर सबसे महँगा प्रोसेसर खरीद लेना कि वही सबसे अच्छा होगा निश्चित तौर पर घाटे का सौदा साबित हो सकता है क्योंकि हो सकता है, कि आपको उतने शक्तिशाली प्रोसेसर की आवश्यकता ही न हो।

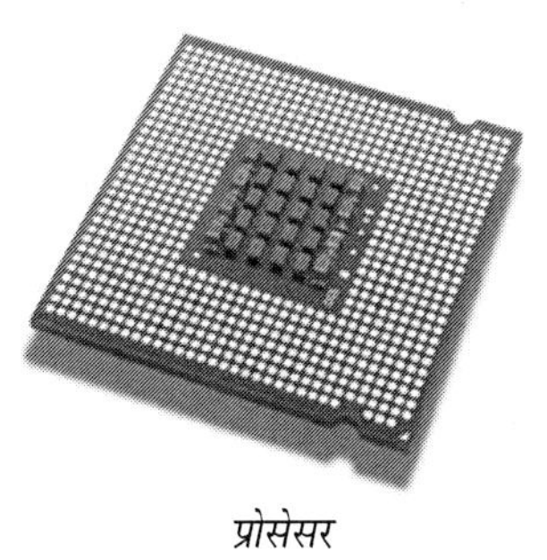

प्रोसेसर

स्पीड (Speed) : आपने हमेशा ही प्रोसेसर के सन्दर्भ में 'गीगाहर्ट्ज' नामक शब्द सुना होगा। इसका अर्थ प्रोसेसर की गति से है यानी उसके डाटा के साथ कार्य की रफ़्तार। प्रोसेसर की गति जितनी ज़्यादा होगी, आपका कम्प्यूटर उतनी ही तेजी के साथ कार्य करेगा।

सेलेरॉन या ड्यूअल कोर या कोर-2 ड्यूओ (Celeron or Dual Core or Core-2 Duo) : कोर-2 डयूओ कई मायनों में सेलेरॉन और ड्यूअल कोर से बेहतर है, जैसे कोर-2 ड्यूओ, ड्यूअल कोर की तुलना में 40 प्रतिशत कम बिजली का उपयोग करता है, जबकि काफी ज़्यादा गति के साथ काम करता है। सेलेरॉन शुरुआती कम्प्यूटर यूज़र्स के लिए ठीक है, जिन्हें कम्प्यूटर का प्रयोग सामान्य ऑफिस कार्यों के लिए करना है। पेंटियम ड्यूअल कोर सेलेरॉन से एडवांस है, जिसका प्रयोग एडवांस कम्प्यूटिंग के लिए किया जा सकता है, जैसे 3डी एनिमेशन, ग्राफ़िक्स, वीडियो प्रोसेसिंग कार्य। कोर-2 ड्यूओ का विकास विशेष रूप से मोबाइल कम्प्यूटिंग यानी लैपटॉप के लिए किया गया है, ताकि उसकी बैटरी कम से कम खर्च हो।

इंटेल कोर (Intel Core) : इंटेल कोर प्रोसेसरों को व्यक्तिगत के साथ ही व्यापारिक प्रयोगों के लिए भी बनाया गया है। ये मल्टीकोर प्रोसेसर हैं, जिनमें 3, 5 और 7 कोर की संख्या को दर्शाता है। आई3 में 2 कोर है, आई5 में 2 या 4 और आई7 में 2, 4 या 6। जितने अधिक कोर उतनी अधिक गति और उतना ही ज़्यादा तेज़ कम्प्यूटर। हालाँकि ये प्रोसेसर उनके लिए ही बेहतर हैं, जो कम्प्यूटर पर भारी सॉफ्टवेयर्स का प्रयोग करते हैं। कम्प्यूटर के सामान्य प्रयोग के लिए इनकी आवश्यकता नहीं, क्योंकि इससे कम्प्यूटर का मूल्य ही बढ़ेगा।

एटम और एएमडी (Atom & AMD) : एटम का प्रयोग केवल नोटबुक, टैबलेट और स्मार्टफोनस् में ही किया जाता है, क्योंकि इनकी क्षमता इंटेल की तुलना में कम होती है। एएमडी के सेम्प्रोन और एथलोन नियो सेलेरॉन के कैटेगरी के प्रोसेसर हैं, जबकि फेनोम और टूरियन कुछ बेहतर हैं।

32 बिट या 64 बिट (32 Bit or 64 Bit) : 64 बिट प्रोसेसर ज़्यादा बेहतर माने जाते हैं, क्योंकि ये ज़्यादा डाटा प्रोसेसिंग करते हैं। आपने इनमें 4 जीबी से ज़्यादा रैम का प्रयोग कर सकते हैं और रैम का प्रयोग करते हुए कम्प्यूटर की गति भी बढ़ा सकते हैं। हालाँकि अब भी ज़्यादातर कम्प्यूटरों में 32 बिट प्रोसेसर का प्रयोग होता है, जिस वजह से 32 बिट सिस्टम के सॉफ्टवेयर आसानी से मिल जाते हैं, जबकि 64 बिट सिस्टम के सॉफ्टवेयर्स के लिए परेशान होना पड़ सकता है।

इनके अतिरिक्त भी इंटेल कुछ प्रोसेसर प्रदान करता है, लेकिन उनका प्रयोग केवल सर्वर में करना उचित होगा जैसे इंटेल जिऑन।

स्टोरेज डिवाइस (Storage Devices)

किसी कम्प्यूटर पर आप काम कैसे करेंगे अगर उसमें किसी डाटा को रखा ही न जा सकता है, क्योंकि यदि डाटा ही नहीं होगा, तो कम्प्यूटर गणनाएँ किसकी करेगा। अत: आवश्यक है कि कम्प्यूटर में भले ही एक बिट का लेकिन कोई डाटा अवश्य हो। इसलिए कम्प्यूटर में स्टोरेज डिवाइस प्रदान किये गये हैं, जिनमें डाटा संगृहीत होते हैं और उनसे ही कम्प्यूटर डाटा लेकर सम्बन्धित गणनाएँ करता है।

स्टोरेज डिवाइस की आवश्यकता को आप एक साधारण उदाहरण से समझ सकते हैं। हम पूरे साल स्कूल में पढ़ाई करते हैं और नोट्स तैयार करते हैं, ताकि परीक्षा के दौरान उन्हें दोहराया जा सके। परीक्षा के समय हम उन्हें दोहराते हैं और याद करते हैं। जब हम किसी भी चीज़ को देखते, सुनते या महसूस करते हैं या फिर किसी चीज़ को याद करते हैं, तो वह हमारे दिमाग़ में मौजूद खरबों न्यूरॉन्स में स्टोर हो जाती है और जब भी हमें उन यादों की आवश्यकता होती है, तो वह हमें याद आ जाती है। इनसान के दिमाग की यही विशेषता इसे ख़ास बनाती है, जिसके बिना मानव मस्तिष्क घातक बीमारियों से ग्रस्त माना जाता है। इनसानी दिमाग़ की तरह स्टोरेज डिवाइसों के द्वारा किये गये कार्य को भविष्य में भी सुरक्षित रखने की कम्प्यूटर की क्षमता इसे एक विशेष डिवाइस बनाती है। कम्प्यूटर में दो प्रकार के स्टोरेज होते हैं, प्राथमिक स्टोरेज डिवाइस (Primary Storage) और द्वितीयक स्टोरेज डिवाइस (Secondary Storage)।

प्राथमिक स्टोरेज (Primary Storage)

'प्राथमिक स्टोरेज' डिवाइस कम्प्यूटर के उन स्टोरेज डिवाइसों को कहते हैं, जहाँ प्रोसेसिंग के दौरान डाटा, सूचना और प्रोग्राम संगृहीत होते हैं और जहाँ से उन्हें आवश्यकता पड़ने पर तुरन्त एक्सेस किया जा सकता है। प्राथमिक स्टोरेज डिवाइस या मेमोरी भी मुख्य रूप से दो प्रकार की होती है:

रैंडम एक्सेस मेमोरी (Random Access Memory)

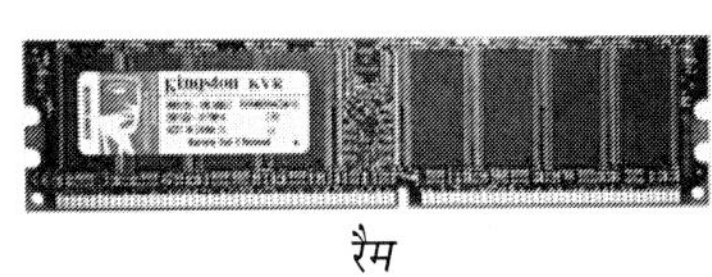

रैम

रैण्डम एक्सेस मेमोरी, जिसे 'रैम' भी कहते हैं, कम्प्यूटर की अस्थायी मेमोरी है, जो किसी भी डाटा को कुछ ही समय के लिए स्टोर करती है। आप जब कम्प्यूटर में कोई भी डाटा प्रविष्ट करते हैं, तो हार्ड डिस्क में स्थायी रूप से सेव (सुरक्षित) होने से पहले वह डाटा रैम में ही स्टोर रहता है। यदि कम्प्यूटर को बन्द कर दिया जाता है या फिर वह किसी भी कारण से बन्द हो जाता है, तो रैम में स्टोर यह डाटा मिट जाता है। इसी वजह से जब हम कम्प्यूटर में काम करते हुए कोई डाटा सेव (सुरक्षित) नहीं कर पाते हैं और कम्प्यूटर बन्द हो जाता है, तो वह डाटा हमें नहीं मिल पाता है। पर्सनल कम्प्यूटर में तीन प्रकार की रैम प्रयोग में लायी जाती है:

- **डायनैमिक रैम (Dynamic RAM):** डायनैमिक रैम या 'डी-रैम' सबसे साधारण प्रकार की रैम है। यह रैम सबसे जल्दी री-फ्रेश होती है यानी इसमें सबसे जल्दी विद्युत् आवेशित होती है। प्रत्येक रि-फ्रैश के साथ इस रैम में संगृहीत पिछली विषयवस्तु मिट जाती है और नयी संगृहीत हो जाती है।
- **सिंक्रोनस डी-रैम (Synchronous D-RAM):** सिंक्रोनस डी-रैम साधारण डी-रैम से ज़्यादा तेज़ होती है, जिस वजह से ज्यादा तेजी के साथ डाटा स्थानान्तरित करती है।
- **स्टेटिक रैम (Static RAM):** स्टेटिक रैम बहुत कम रि-फ्रैश होता है, जिस वजह से इसमें डाटा

ज़्यादा देर तक संगृहीत रह पाता है। अपनी इस खूबी की वजह से यह रैम अन्य दोनों रैम की तुलना में महंगी होती है।

रीड ओनली मेमोरी (Read Only Memory)

'रीड ओन्ली मेमोरी' या 'रोम' जिसमें कम्प्यूटर का निर्माण करते समय कुछ प्रोग्राम्स को संगृहीत किया जाता है। रैम के विपरीत यह स्थायी मेमोरी है, क्योंकि कम्प्यूटर के रिस्टार्ट होने पर इसका डाटा नहीं मिटता है। असल में इसमें संगृहीत डाटा को केवल पढ़ा जा सकता है, इसलिए इसे रीड ओनली मेमोरी कहते हैं। रोम निम्न लिखित प्रकार की होती हैं:

- **प्रोग्रैमेबल रीड ओन्ली मेमोरी (Programmable Read Only Memory or PROM):** 'प्रोम' रोम का वह प्रकार है, जिसमें आवश्यकता होने पर कुछ विशेष उपकरणों का प्रयोग करके प्रोग्राम को संगृहीत किया जा सकता है। प्रोग्राम संगृहीत होने के बाद प्रोम से मिटाया नहीं जा सकता है।
- **इरेजेबल प्रोग्रैमेबल रीड ओनली मेमोरी (Erasable Programmable Read Only Memory or EPROM):** इप्रोम में संगृहीत प्रोग्राम पराबैंगनी किरणों (Ultraviolet Rays) की उपस्थिति में मिटाया जा सकता है।
- **इलेक्ट्रिकल इरेजेबल प्रोग्रैमेबल रीड ओनली मेमोरी (Electrical Erasable Programmable Read Only Memory or EPROM):** इ-इप्रोम में विद्युत्‌ीय विधियों से प्रोग्राम को मिटाया जा सकता है।

कैश मेमोरी (Cache Memory)

कैश मेमोरी सी.पी.यू. और रैम के मध्य स्थित उच्च गतिवाली मेमोरी है। इस मेमोरी में वे निर्देश संगृहीत होते हैं, जिनकी आवश्यकता कम्प्यूटर को बार-बार पड़ती है। यह मेमोरी दो प्रकार की होती हैं, L1 और L2।

द्वितीयक स्टोरेज (Secondary Storage)

प्राथमिक स्टोरेज सेण्ट्रल प्रोसेसिंग यूनिट का ही एक भाग है, जबकि द्वितीयक स्टोरेज को कम्प्यूटर में अपनी आवश्यकतानुसार जोड़ा जाता है। द्वितीयक स्टोरेज प्राथमिक स्टोरेज की तुलना में हजारों गुना ज़्यादा डाटा संगृहीत कर सकता है। मैग्नेटिक टेप, कार्ट्रिज टेप और मैग्नेटिक डिस्क द्वितीयक स्टोरेज के प्रकार हैं। कम्प्यूटर में अब प्रयोग की जाने वाली हार्ड डिस्क मैग्नेटिक डिस्क का ही एक प्रकार है।

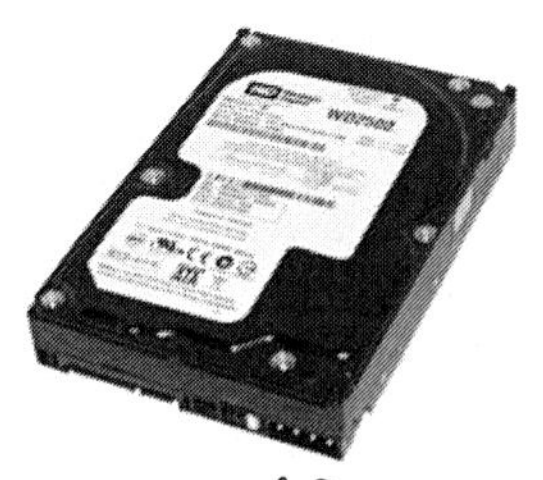

हार्ड डिस्क

इनपुट डिवाइस (Input Device)

जिस प्रकार से दुनिया में कोई भी कार्य किसी कारण के बिना नहीं होता, उसी प्रकार से कम्प्यूटर में कोई भी डाटा स्वत: ही स्टोर नहीं हो जाता, जब तक कि उसे कम्प्यूटर में इंसर्ट न किया जाये। कम्प्यूटर में डाटा प्रविष्ट करने का कार्य जिन उपकरणों के माध्यम से किया जाता है, उन्हें इनपुट डिवाइस (Input Device) कहते हैं। इनपुट डिवाइस अपने प्रकार के आधार पर हमारे निर्देशों को सेण्ट्रल प्रोसेसिंग यूनिट तक पहुँचाते हैं और फिर उन पर कार्य होता है। कम्प्यूटर में मुख्य रूप से निम्न लिखित प्रकार के इनपुट डिवाइसों का प्रयोग किया जाता है:

की-बोर्ड (Keyboard)

की-बोर्ड कम्प्यूटर का टाइपराइटर है, जिसका प्रयोग करके विभिन्न भाषाओं के अक्षरों, अंकों और चिह्नों को कम्प्यूटर में इंसर्ट किया जाता है। की-बोर्ड में लगभग 108 कुंजियाँ होती हैं, जो अलग-अलग भागों में विभाजित होती हैं। जैसे अल्फाबेट और अंकों की अल्फान्यूमेरिक कुंजियाँ (Alphanumeric Keys), अंकों का न्यूमेरिक पैड (Numeric Pad), फंक्शन कुंजियाँ (Function Keys), कुछ विशेष कार्य करने के लिए स्पेशल कुंजियाँ (Special Keys) और कर्सर को चलाने के लिए ऐरो कुंजियाँ (Arrow Key)।

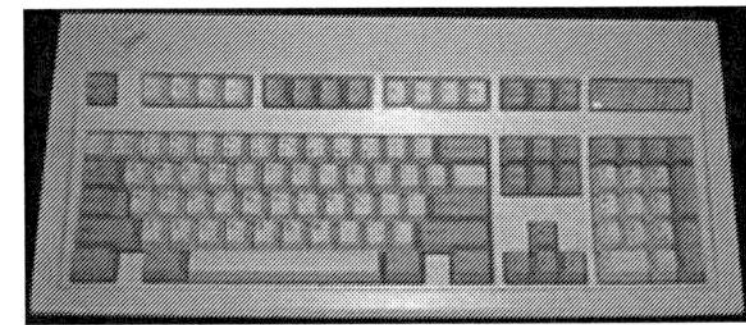
की-बोर्ड

माउस (Mouse)

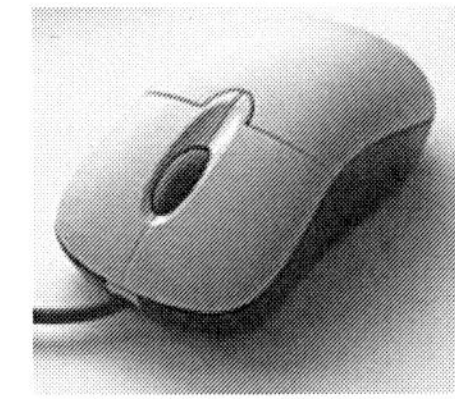
माउस

माउस को प्वाइटिंग मशीन भी कहा जा सकता है। माउस का प्रयोग कम्प्यूटर में विभिन्न लोकेशंस का चयन करने के लिए किया जाता है। की-बोर्ड का प्रयोग करके कम्प्यूटर में विभिन्न टेक्स्ट को इंसर्ट किया जाता है और माउस का प्रयोग ग्राफिक्स कमांड या विकल्पों का चयन करने के लिए किया जाता है। माउस मुख्य रूप से पाँच काम करता है:

- **क्लिकिंग (Clicking):** सिंगल क्लिक किसी ऑब्जेक्ट का चयन करने के लिए किया जाता है।
- **डबल क्लिक (Double Click):** ऑब्जेक्ट को एक्सेस करने के लिए।
- **दायाँ क्लिक (Right Click):** शॉर्टकट मेन्यू ओपन करने के लिए, जिससे फाइल को ओपन, कट, कॉपी पेस्ट आदि किया जा सकता है।
- **ड्रैगिंग (Dragging):** किसी ऑब्जेक्ट को एक स्थान से दूसरे स्थान तक हटाने के लिए।
- **स्क्रॉलिंग (Scrolling):** माउस के बीच में एक स्क्रॉल बटन होती है, जिसका प्रयोग ऑब्जेक्ट की सामग्री को ऊपर-नीचे ले जाने के लिए किया जाता है।

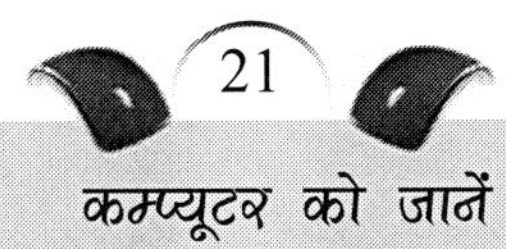

ट्रैकवाल (Track ball)

माउस ही की तरह काम करने वाला एक और इनपुट डिवाइस होता है, जिसे ट्रैकबॉल (Trackball) कहते हैं। माउस के विपरीत इसमें ऊपर की ओर एक ट्रैकबॉल और दो बटनें होती हैं। इसके अलावा ट्रैकबॉल को माउस की तरह घुमाने की आवश्यकता नहीं होती है, इसकी बॉल को ही घुमाना पड़ता है।

स्कैनर (Scanner)

किसी भी आकृति या चित्र को सीधे एक फाइल के रूप में कम्प्यूटर में प्रविष्ट करने के लिए स्कैनर का प्रयोग किया जाता है। स्कैनर का प्रयोग करके किसी भी चित्र, फोटोग्राफ, कॉपी, पुस्तक आदि को कम्प्यूटर में सेव (सुरक्षित) किया जा सकता है। स्कैनर के भी कई प्रकार है, जैसे:

स्कैनर

- **ऑप्टिकल मार्क रीडर (Optical Mark Reader or OMR):** कागज पर पेंसिल या पेन के चिह्न को स्कैन वाला स्कैनर।
- **ऑप्टिकल कैरेक्टर रिकॉग्निशन (Optical Character Recognition or OCR):** इस तकनीक का प्रयोग छपे हुए टेक्स्ट के बीच के परस्पर अन्तर को समझने के लिए किया जाता है।
- **मैग्नेटिक इंक कैरेक्टर रिकॉग्निशन (Magnetic Ink Character Recognition or MICR):** इस विशेष स्कैनर का प्रयोग बैंकों में चेकों में दिये गये विशेष चुम्बकीय कैरेक्टर्स को पढ़ने के लिए किया जाता है।

आउटपुट डिवाइस (Output Device)

कम्प्यूटर में इनपुट डिवाइस सेण्ट्रल प्रोसेसिंग यूनिट में डाटा का इनपुट देते हैं और फिर डाटा की सम्बन्धित प्रोसेसिंग होती है। डाटा की प्रोसेसिंग के बाद जो भी परिणाम प्राप्त होता है, उसे यूजर के समक्ष प्रदर्शित करने का कार्य करते हैं- आउटपुट डिवाइस। कम्प्यूटर में मुख्य रूप से निम्न लिखित आउटपुट डिवाइस उपयोग में लाये जाते हैं:

मॉनीटर (Monitor)

'मॉनीटर' टेलीविजन की तरह दिखने वाला एक आउटपुट डिवाइस है, जो कम्प्यूटर के आउटपुट को स्क्रीन में प्रदर्शित करता है। साधारण शब्दों में, 'कम्प्यूटर मॉनीटर' वह आउटपुट डिवाइस है, जो किसी भी डाटा के आउटपुट को एक स्क्रीन में प्रदर्शित करता है। कम्प्यूटर मॉनीटर मुख्यत: दो प्रकार के होते हैं:

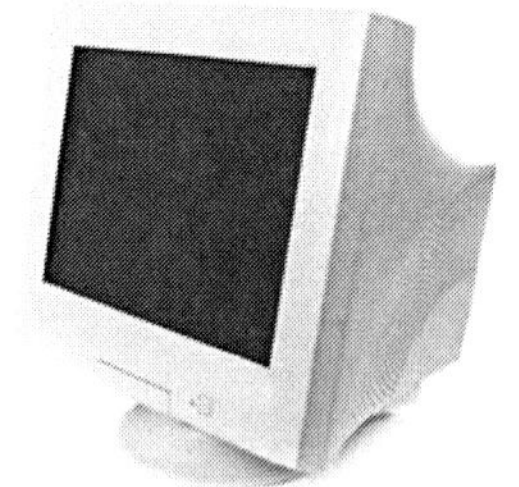

सीआरटी मॉनीटर

कैथोड रे ट्यूब (Cathode Ray Tube or CRT)

कैथोड रे ट्यूब मॉनीटर टेलीविजन की तरह दिखता है, जिसमें एक पिक्चर ट्यूब होती है। यह मॉनीटर रास्टर ग्राफिक्स के सिद्धान्त पर कार्य करता है। इस मॉनीटर की समतल सतह में अन्दर की ओर फॉस्फोरस का लेपन होता है, जिसमें पड़ने वाले इलेक्ट्रॉन-पुंज की वजह से प्रकाश उत्सर्जित होता है और पिक्सल्स चमकते हैं (पिक्सेल किसी भी डिस्प्ले डिवाइस का सबसे छोटा तत्त्व होता है, जिनसे मिलकर ही इमेज का निर्माण होता है)।

किसी एक स्थान पर लगातार किरण पड़ने की वजह से फॉस्फोरस जल भी सकता है, इसलिए इलेक्ट्रॉन-पुंज सतह पर 'Z' आकृति में चलता है। इलेक्ट्रॉन की यह गति ही 'रास्टर' कहलाता है। पिक्चर ट्यूब की दूसरी सतह जिसे 'नेक' **(Neck)** कहते हैं, इलेक्ट्रॉन को चुम्बकीय क्षेत्र के नियन्त्रण में दिशा देते हुए भेजती है।

फ्लैट पैनल मॉनीटर (Flat Panel Monitor)

सी.आर.टी. मॉनीटर की तुलना में एक नयी डिस्प्ले तकनीक विकसित की गयी, जो सी.आर.टी. से काफी कम स्थान ग्रहण करता है और कम ऊर्जा का भी प्रयोग करता है। 'फ्लैट पैनल डिस्प्ले' नामक इस तकनीक के मॉनीटर का प्रयोग अब मुख्य रूप से लैपटॉप में होता है और डेस्कटॉप में भी इनका काफी प्रयोग होने लगा है। एफ.पी.डी. में द्रवीय क्रिस्टल डिस्प्ले (Liquid Crystal Display or LCD) तकनीक का प्रयोग होता है। यह तकनीक सी.आर.टी.की तुलना में कम रिजॉल्यूशन देती है, जिस वजह से इन मॉनीटर्स का आउटपुट सी.आर.टी. की तुलना में कम स्पष्ट होता है।

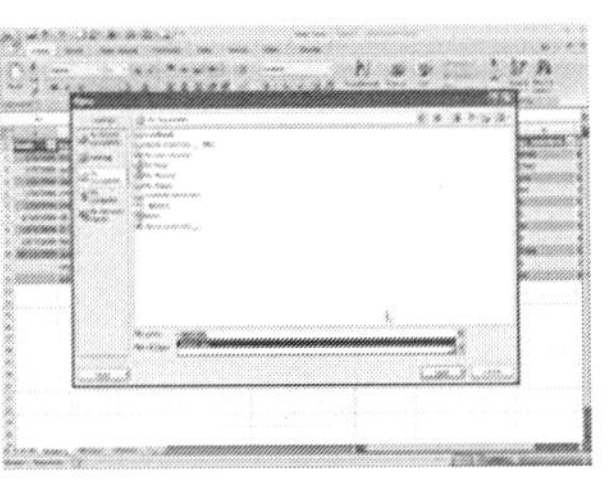

एलसीडी मॉनीटर

प्रिन्टर (Printers)

मॉनीटर भले ही सबसे ज़्यादा उपयोगी आउटपुट डिवाइस हो लेकिन प्राप्त आउटपुट को केवल वही व्यक्ति देख सकता है, जो कम्प्यूटर के समक्ष उपस्थित हो। अगर आउटपुट किसी ऐसे व्यक्ति के समक्ष उपस्थित करना हो जो कम्प्यूटर के सामने नहीं है, तो ऐसी स्थिति में प्रिन्टर काम आता है, जो दूसरा सबसे ज़्यादा उपयोगी आउटपुट डिवाइस है। मॉनीटर में दिखायी देने वाले आउटपुट को 'सॉफ्टकॉपी' कहते हैं। प्रिन्टर इसी सॉफ्टकॉपी को कागज पर प्रिन्ट करता है जिसे 'हार्डकॉपी' कहते हैं।

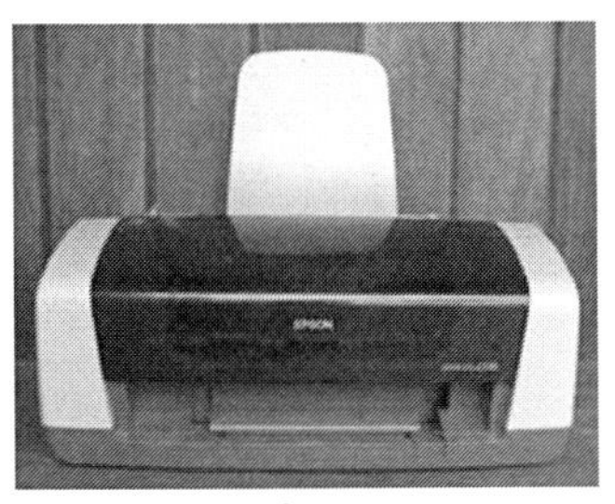

प्रिन्टर

विस्तारण कार्ड (Expansion Cards)

कम्प्यूटर में कुछ कार्यों को पूर्ण करने के लिए कुछ विशेष विस्तारण कार्ड्स भी प्रदान किये जाते हैं, जिनका प्रयोग एक निर्धारित कार्य की पूर्ति करने के लिए ही किया जाता है। वैसे तो ये विशेष कार्ड्स मदरबोर्ड में बिल्ट-इन मौजूद होते हैं, लेकिन आवश्यकतानुसार इन्हें अलग से भी मदरबोर्ड में जोड़ा जा सकता है। आपकी मदरबोर्ड में मुख्य रूप से निम्न लिखित कार्ड्स मौजूद होते हैं:

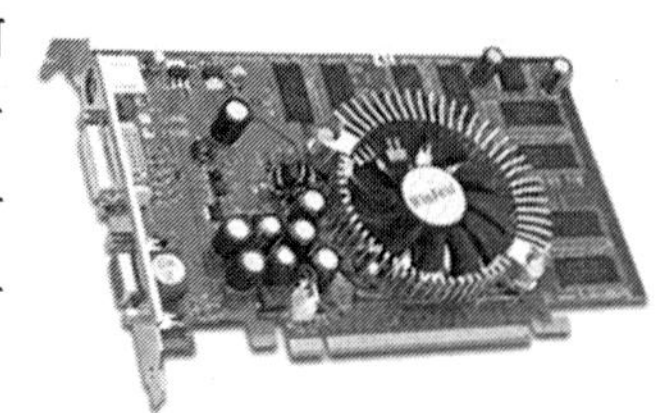

वीडियो कार्ड

- **वीडियो कार्ड (Video Card):** यह कार्ड कम्प्यूटर में विभिन्न प्रकार के वीडियो आउटपुट्स की डिकोडिंग करके मॉनीटर में इमेज का निर्माण करता है और आउटपुट प्रदान करता है।

साउण्ड कार्ड

- **साउण्ड कार्ड (Sound Card):** यह कार्ड माइक्रोफोन से प्राप्त एनालॉग संकेतों को डिजिटल रूप में परिवर्तित करके कम्प्यूटर में सेव (सुरक्षित) करता है तथा कम्प्यूटर से प्राप्त डिजिटल संकेतों को एनालॉग रूप में परिवर्तित करके स्पीकर के माध्यम से आउटपुट प्रदान करता है।

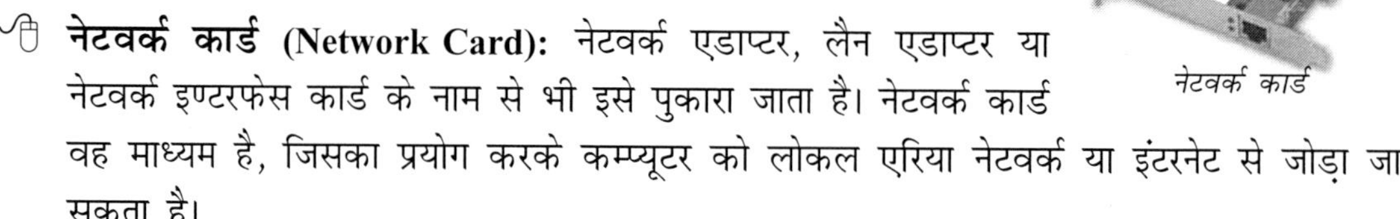

नेटवर्क कार्ड

- **नेटवर्क कार्ड (Network Card):** नेटवर्क एडाप्टर, लैन एडाप्टर या नेटवर्क इण्टरफेस कार्ड के नाम से भी इसे पुकारा जाता है। नेटवर्क कार्ड वह माध्यम है, जिसका प्रयोग करके कम्प्यूटर को लोकल एरिया नेटवर्क या इंटरनेट से जोड़ा जा सकता है।

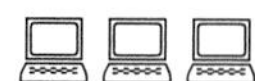

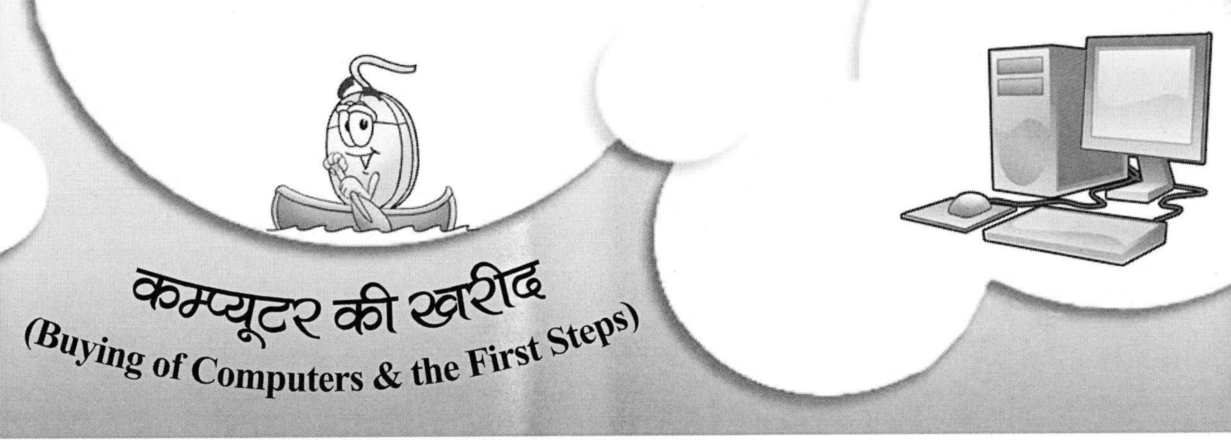

कम्प्यूटर की खरीद से पहले निम्न बातें महत्त्वपूर्ण एवं ध्यान देने योग्य हैं

- **बजट** - पहले आप यह तय करें कि PC या लैपटॉप पर आप कितना खर्च कर सकते हैं। जो अपनी जरूरत और बजट को पूरा कर सके। आपको अपनी जरूरत और बजट में सामंजस्य और संतुलन की आवश्यकता पड़ सकती है। फिर आपको जरूरत के अनुसार प्राथमिकता तय करनी है कि अधिक स्थान (स्पेस) की अवश्यकता है या गति की। बजट को ध्यान में रखते हुए आपको कुछ एक विक्रेताओं से संपर्क करें। वे आपको उचित सलाह दे सकेंगे।
- **रैम (रैन्डम एक्सेस मेमोरी)** - जब आप विभिन्न एप्लिकेशन्स पर एक साथ काम करते हैं तब कम्प्यूटर की मेमोरी विशेष महत्त्व निभाती है। मेमोरी अधिक हो तब कार्य करने की क्षमता बढ़ जाती है। अगर घर पर कार्य करना हो तो कम से कम 2GB की मेमोरी होनी चाहिए और बड़े उपभोक्ताओं को इससे ज्यादा मेमोरी की आवश्यकता है।
- **हार्ड डिस्क** - अगर आपकी रुचि वीडियो, संगीत या फोटो में कम है तब 160 या 250 GB पर्याप्त है अन्यथा 320 GB, 500 GB या 1 TB की आवश्यकता होगी। हार्ड डिस्क में सॉफ्टवेयर स्थापित करते समय कम से कम दो पार्टिशन बनाना चाहिए। पहले पार्टिशन (C Drive) पर ऑपरेटिंग सिस्टम और दूसरे (D Drive) पर सारे सॉफ्टवेयर और डाटा।
- **प्रोसेसर** - रोजमर्रा के एप्लिकेशन्स जैसे वर्ड प्रोसेसिंग, ई-मेल, वेब ब्राउजिंग के लिए इंटेल ड्यूअल कोर 2.0 Ghz प्रोसेसर पर्याप्त है लेकिन ग्रैफिकल कार्य जैसे 3D, एनिमेशन, आटोकैड इत्यादि के लिए कोर 2 ड्यूओ या क्वॉड कोर प्रोसेसर की आवश्यकता पड़ेगी।
- **ऑप्टिकल ड्राइव** - अगर आपको हाई डिफनीशन डिस्क ड्राइव जैसे ब्लू-रे की समुचित जानकारी नहीं है तब आप अपने पुराने DVD राइटर से नि:संकोच कार्य कर सकते हैं।
- **ग्राफिक्स कार्ड** - आमतौर पर इन दिनों प्राय: सभी मदर बोर्ड में इन-बिल्ट ग्राफिक कार्ड का प्रावधान होता है जो आम जरूरतों के लिए पर्याप्त है। अगर आप गेम्स या विशेष ग्राफिकल एप्लिकेशन्स को उपयोग में लाना चाहते हैं तब आपको एड-ऑन ग्राफिक कार्ड की जरूरत पड़ेगी।

- **मानिटर** - पुराने हो चुके CRT मॉनिटर के स्थान पर आपको 19 इंच या इससे ज्यादा बड़े TFT मॉनिटर को प्रयोग में लाना चाहिए।
- **सपोर्ट** - किसी PC को खरीदते समय सर्विस सपोर्ट पर विचार करना बहुत ही महत्त्वपूर्ण होता है। कुछ प्रश्नों का निदान होना बहुत आवश्यक है।
  - किस प्रकार का सपोर्ट प्रदान किया जा रहा है? ऑनसाइट जिसके अन्तर्गत इंजीनियर घर पर आकर PC/कम्प्यूटर/लैपटॉप की खामी को दूर करेगा या
  - वारंटी के अन्तर्गत PC/लैपटॉप को नजदीकी सर्विस सेंटर में ले जाना पड़ेगा मरम्मत करने के लिए।
  - मरम्मत करने के लिए क्या कोई निश्चित तिथि निर्धारित है। अगर किसी कारण निश्चित तिथि के अन्दर सुधार नही होता है तब क्या किसी स्टैंडबाई PC/लैपटाप देने का प्रावधान है जिससे कि कार्य बिना रुकावट से सुचारु रूप से चलता रहे।
- **अनइन्टरप्टेड पावर सप्लाई (UPS)** - अनियमित बिजली से बचने के लिए UPS का उपयोग करना आवश्यक है।

कम्प्यूटर का चयन करना

अलग आकृति और आकार, उन्नत कन्फिगरेशन और नये और तेजी से बढ़ते प्रौद्योगिकी के प्रयोग के कारण PC/लैपटॉप खरीदते समय सही निर्णय लेना मुश्किल हो जाता है। नीचे कुछ जानकारी दी गई है जिसकी मदद से आप यह जान पायेंगे कि आप किस प्रकार के कम्प्यूटर यूजर (उपभोक्ता) हैं।

साधारण उपभोक्ता

अगर आप ड्यूअल कोर CPU वाले डेस्कटॉप का इस्तेमाल उपयोगी एप्लिकेशन्स, फोटो को देखना या सम्पादित करना, गीत-संगीत, वीडियो के अलावा आज के उपलब्ध गेम्स को प्रयोग में लाते हैं तब आप एक साधारण उपभोक्ता के श्रेणी में माने जायेंगे।

साधारण उपभोक्ताओं को PC की खरीदारी में किन चीजों का ध्यान रखना चाहिए।

- ड्यूअल कोर CPU (इंटेल कोर 2 ड्यूओ, इंटेल कोर i3) ए एम डी फेनम II X2, ए एम डी ऐप्लन II X2
- 2-4GB DDR2 या DDR3 RAM
- इंटेग्रेटेड ग्राफिक चिप (इंटेल या एनविडीया, या डिस्क्रीट ATI) 256 MB से 1GB के वीडियो मेमोरी के साथ
- 320 GB से 1TB के हार्ड ड्राइव, DVD बर्नर

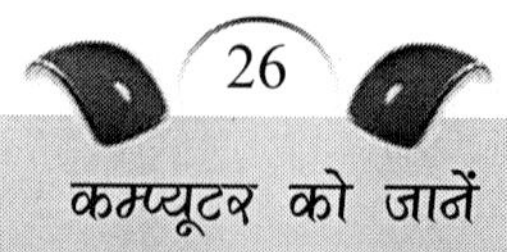

- विन्डोज 7 होम प्रिमियम (64-बिट) या मैक OSX स्नो लेपर्ड (अगर आपको इसके प्रयोग की जानकारी है)

गेम/पावर यूजर

PC पर गेम्स खेलने के लिए ग्रौफिक्स कार्ड का होना नितान्त आवश्यक है। ए एम डी और एन वीडिया ग्रैफिक्स कार्ड के प्रमुख निर्माता है।

गेम/पावर यूजर को इस्तेमाल करने वालों का निम्न चीजों पर ध्यान देना चाहिए:

- क्वॉड-कोर इंटेल कोर i5, ए एम डी फेनम II X4 CPU
- 4-6/8 GB DDR3, SD RAM
- ए टी आई रेडिअन HD5000 श्रृंखला के ग्रैफिक कार्ड 1GB के वीडियो मेमोरी के साथ
- 500 GB या अधिक के हार्ड ड्राइव
- ब्लू-रे बर्नर
- विन्डोज 7 होम प्रीमियम या अल्टिमेट (64-बिट)

डिजिटल मीडिया

डिजिटल मीडिया में काम करने के लिए भंडारण क्षमता का बहुत महत्त्व है। आप भी चाहेंगे कि एक उचित कनफिगरेशन हो जिससे कि कठिन लगने वाले प्रोग्राम्स जैसे फोटोशॉप या फाइनल कट का भली -भांति सम्पादन हो सके। इसके लिए तेज चलने वाले प्रोसेसर न कि हाई-एंड ग्राफिक कार्ड की आवश्यकता होती है।

डिजिटल मीडिया में कार्य करने के लिए PC में निम्न कनफिगरेशन पर ध्यान देना चाहिए

- वीडियो संपादन के लिए - इंटेल कोर i5/इंटेल कोर i7/ए एम डी फेनम II X4/ ए एम डी एपलन II X4
- वीडियो देखने के लिए-ड्यूअल कोर CPU (इंटेल कोर 2 ड्यूओ, इंटेल कोर i3, ए एम डी फेनम II X2, ए एम डी एपलन II X2)
- 4GB से 8GB के DDR2 SDRM या DDR3 SDRAM
- वीडियो संपादन के लिए - डिसक्रीट ATI या एन वीडियो ग्राफिक कार्ड 256MB से 1GB तक के वीडियो मेमोरी के साथ
- 1TB या उससे अधिक क्षमता के हाई ड्राइव
- ड्यूअल -लेयर DVD बर्नर या ब्लू-रे बर्नर

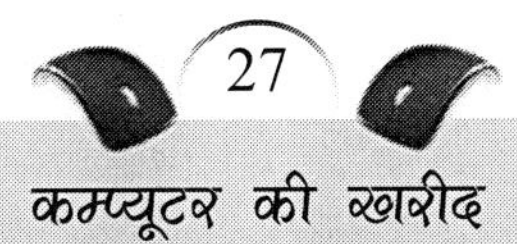

- विंडोज 7 होम प्रिमियम (64-बिट) या मैक OS X स्नो लेपर्ड

घर/ऑफिस में काम करने वालों के लिए आवश्यक बातें

अगर आप डिजाइन संबंधी कार्य का कम प्रयोग करते है तब ग्राफिक्स आपके लिए कम महत्वपूर्ण है। आपको एक ऐसा सिस्टम चाहिए जो रोजमर्रा की मल्टीटास्किंग कार्य करने की क्षमता (शक्ति) रखता हो किसी ग्राफिक कार्ड खरीदने कके स्थान पर बचे पैसे का उपयोग एक बडे फ्लैट पैनेल डिसप्ले और लम्बे अवधि वाले वारंटी की खरीद पर करना चाहिए।

घर/ऑफिस सिस्टम पर कार्य करने वालों का निम्न चीजों पर ध्यान देना चाहिए

- ड्यूअल कोर CPU (इंटेल कोर 2 ड्यूओ, इंटेल कोर i3, ए एम डी फेनम II X2, ए एम डी एपलन II X2)
- 2GB से 4GB के DDR2 या DDR3 SDRAM
- इंटिग्रेटेड ग्राफिक चिप (इंटेल या एन वीडियो के)
- 320 GB या उससे अधिक क्षमता के हाई ड्राइव
- विंडोज 7 होम प्रिमियम (64-बिट), विंडोज 7 प्रोफेशनल (64-बिट), या मैक OS X स्नो लेपर्ड

मुख्य बातें संक्षेप में

1. अगर आपकी PC पर कार्य करने की जरूरतें अधिक है और बजट सीमित (जैसा की सामान्य तौर पर होता है) तब आपको कार्य और बजट के मध्य सामन्जस्य स्थापित करना चाहिए।
2. बड़ी क्षमता वाली मेमोरी से कार्य तेजी से सम्पादित होता है। अतः RAM के घटते दामों को ध्यान मे रखते हुए कम से कम 2GB की मेमोरी की खरीददारी की जानी चाहिए।
3. अगर आप हाई डिफिनिशन डिस्क ड्राइव जैसे ब्लू-रे की कार्य प्रणाली से भली-भांति परिचित नही है तब आप पुराने हो रहे DVD राइटर भी सुचारु रूप से प्रयोग में ला सकते हैं।

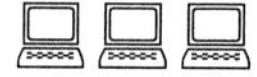

अन्त में....

हम आशा करते हैं कि प्रस्तुत पुस्तक 'कम्प्यूटर को जानें' के इतिहास से आपकी कम्प्यूटर एवं चयन से संबंधित संपूर्ण जिज्ञासाओं का समाधान हो गया होगा। कम्प्यूटर से संबंधित अन्य जानकारी के लिये आप हमारे यहाँ से प्रकाशित दूसरी पुस्तक लेकर अपने ज्ञान में वृद्धि कर सकते हैं।

लोकप्रिय विज्ञान

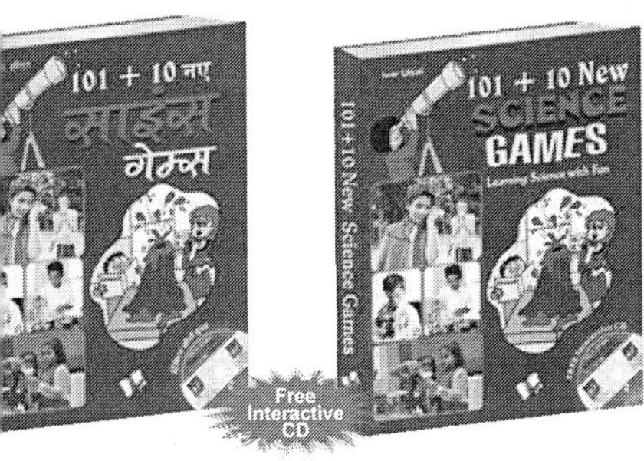

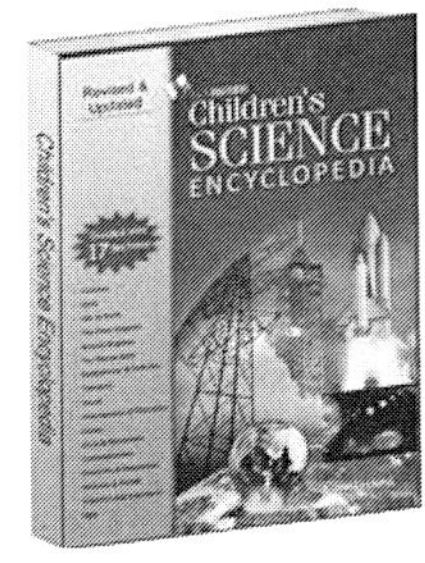

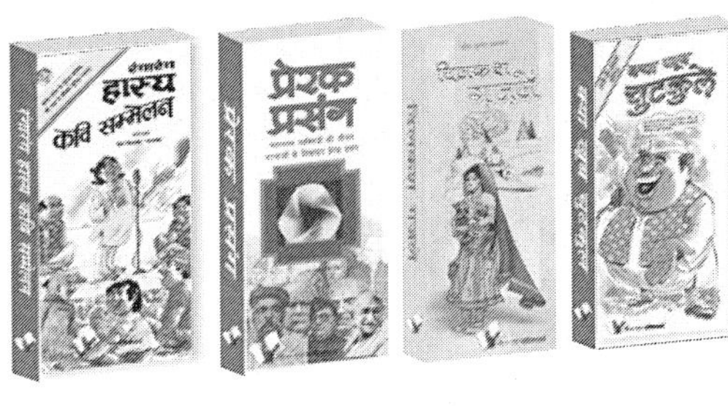

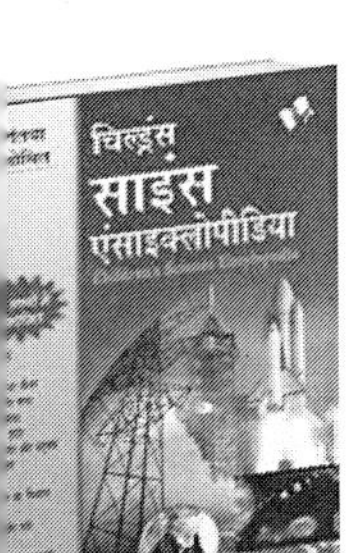

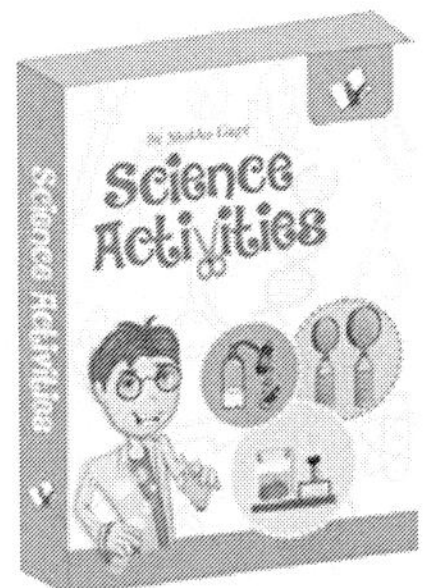

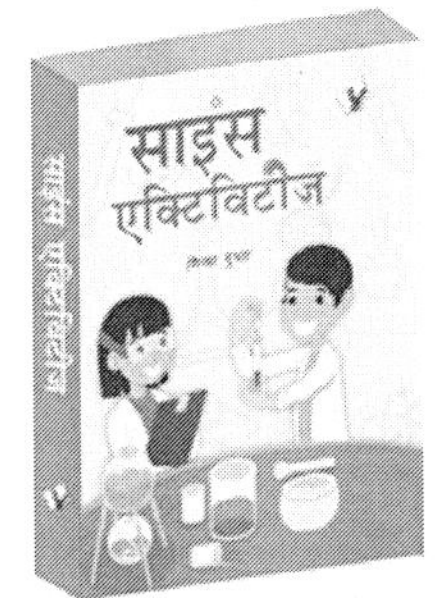

हास्य

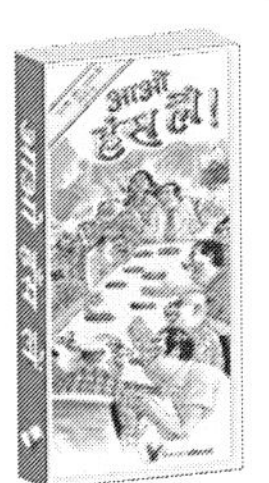

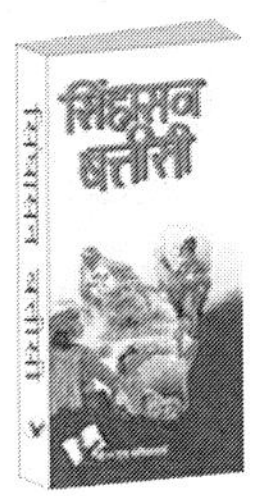

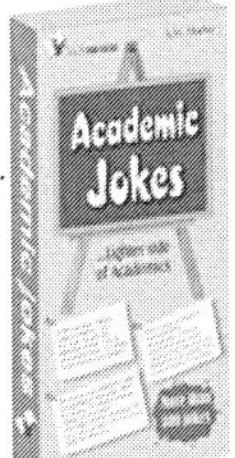

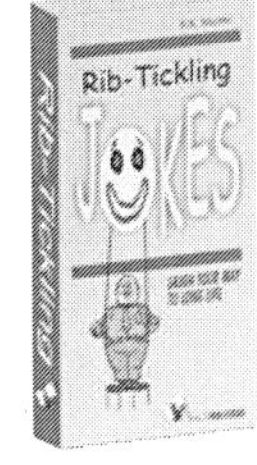

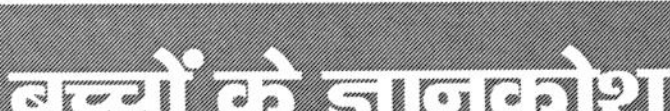

बच्चों के ज्ञानकोश

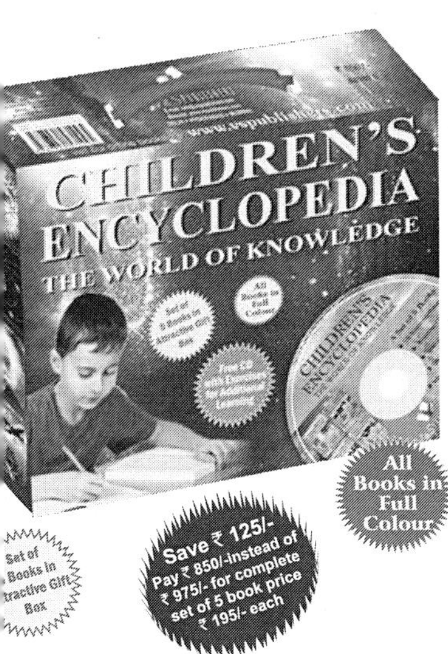

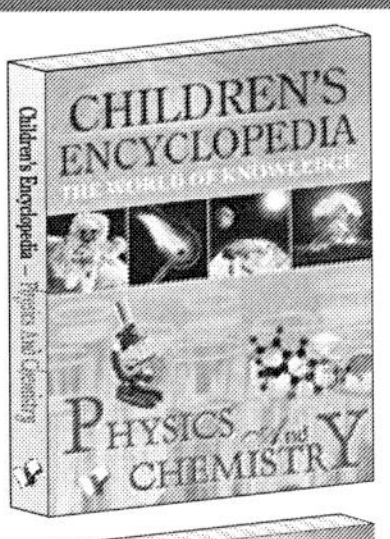

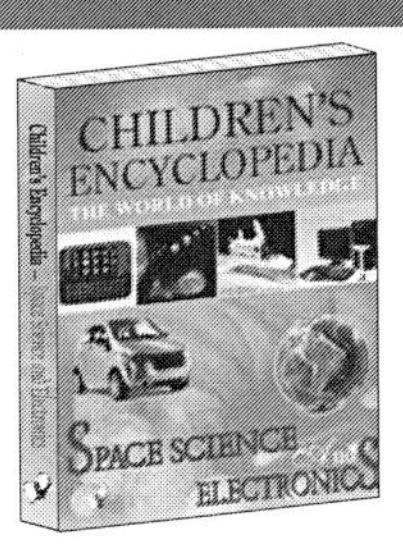

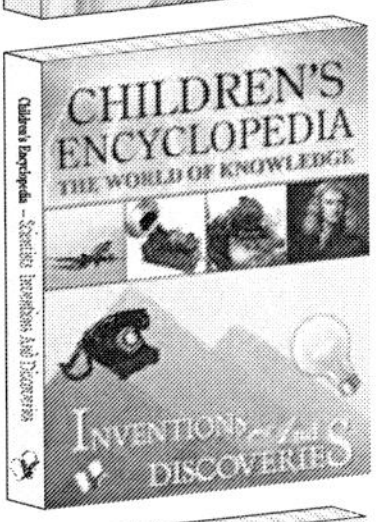

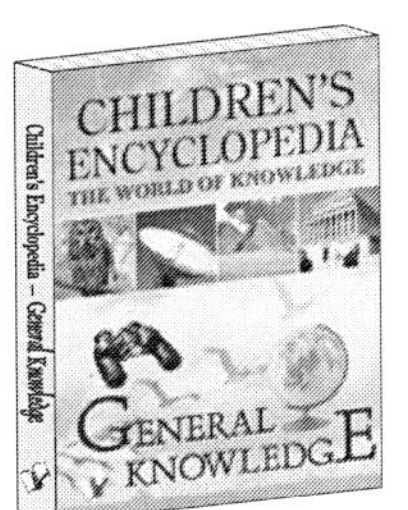

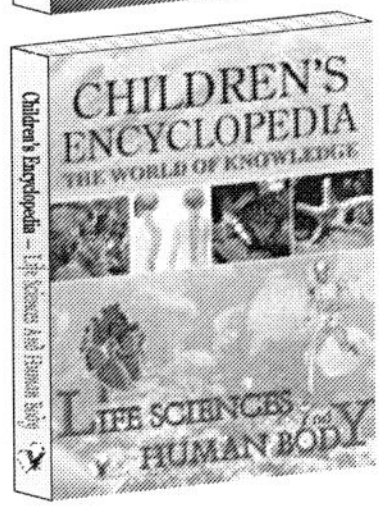

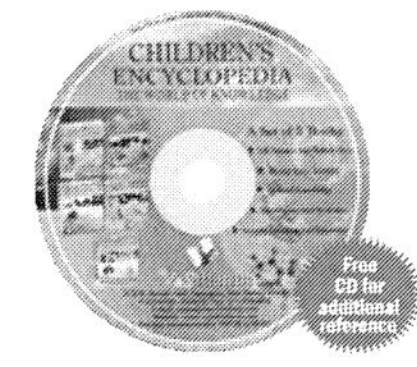

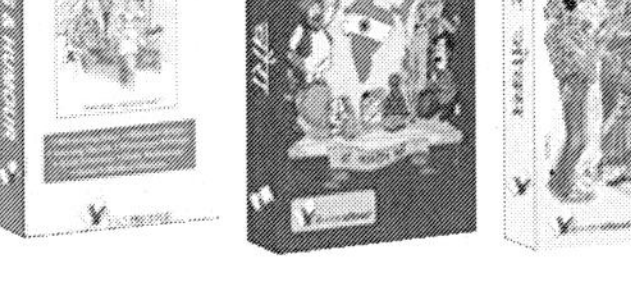

उपन्यास, कथा साहित्य

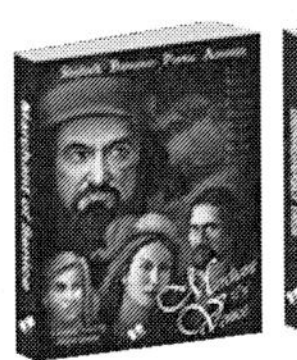

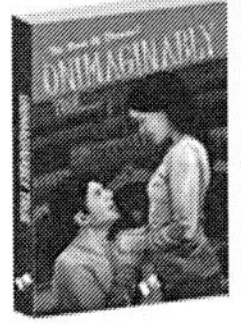

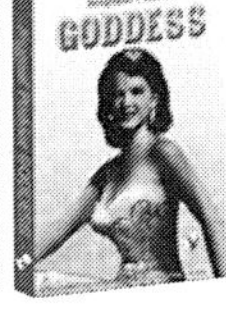

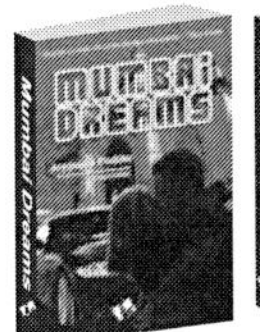

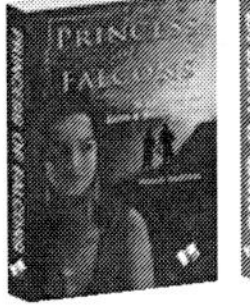

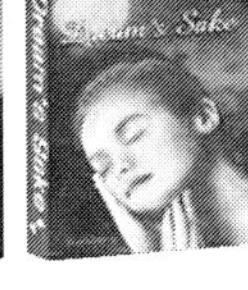

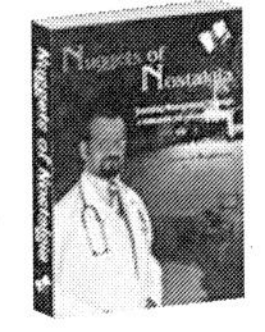

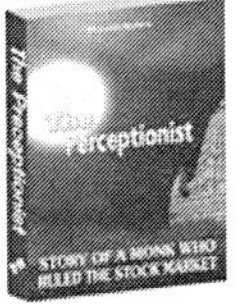

आओ हँस लें!
सिंहासन बत्तीसी
Academic Jokes
Rib-Tickling JOKES

प्रश्नोत्तरी की पुस्तकें

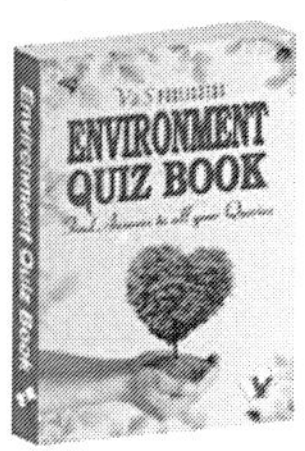

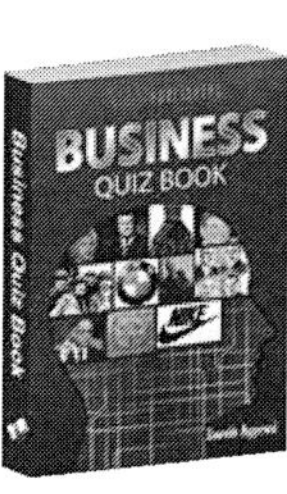

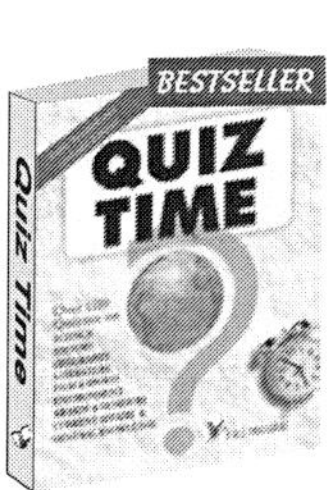

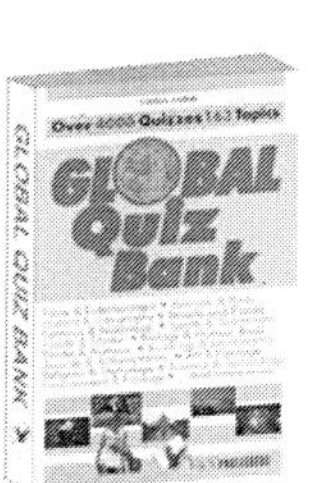

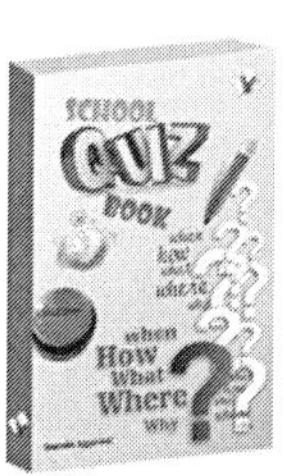

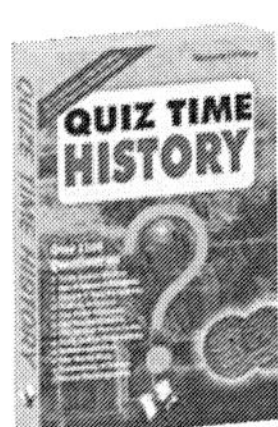

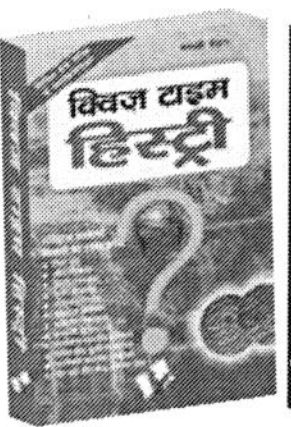

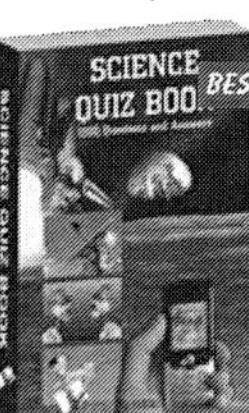

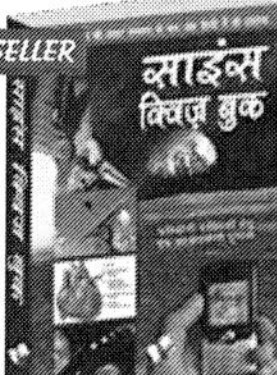

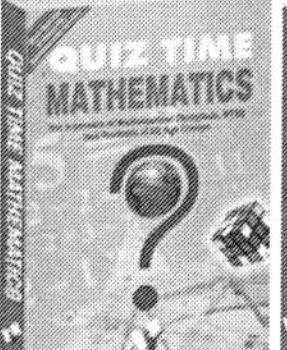

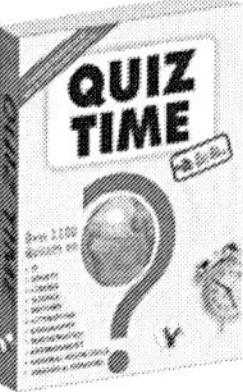

रहस्य

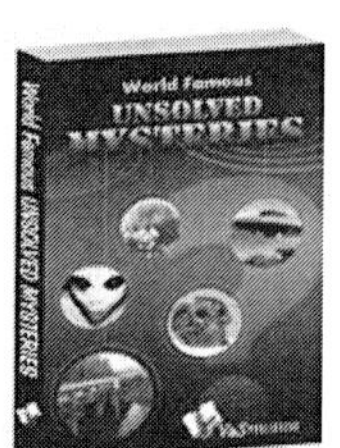

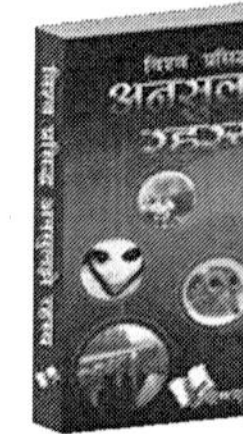
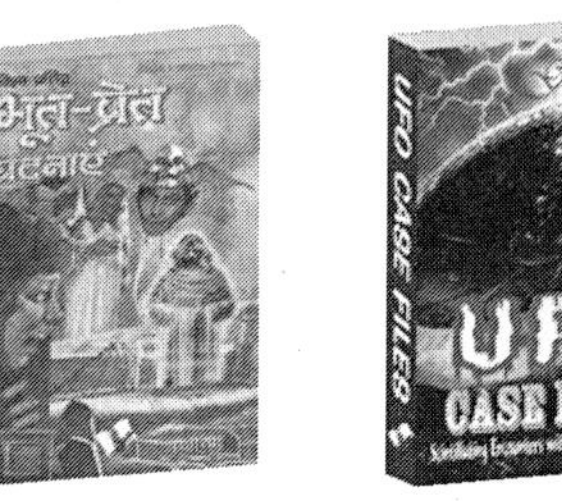

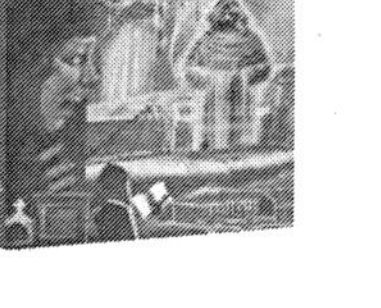

ड्राइंग बुक्स

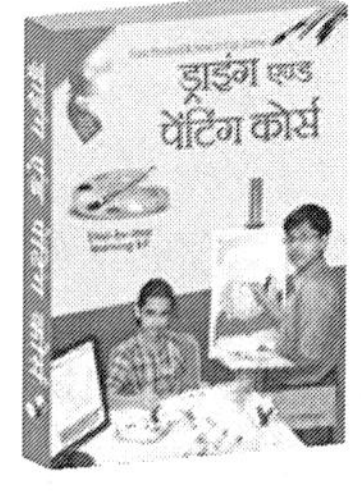

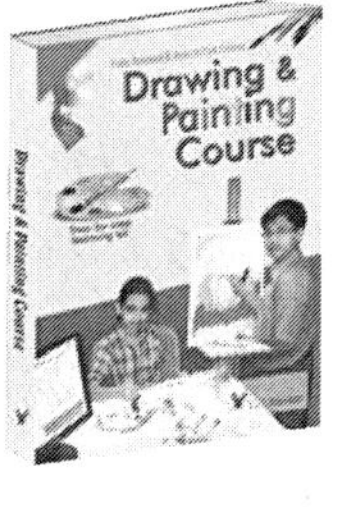

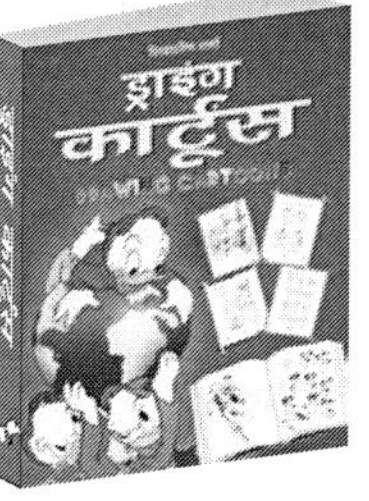

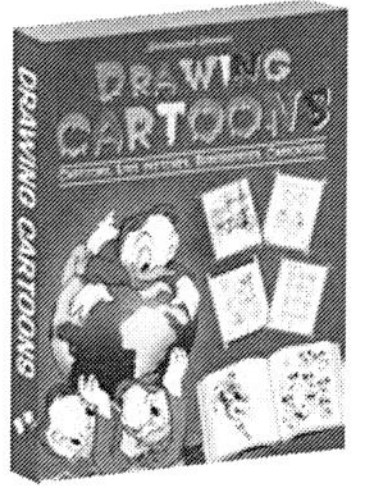

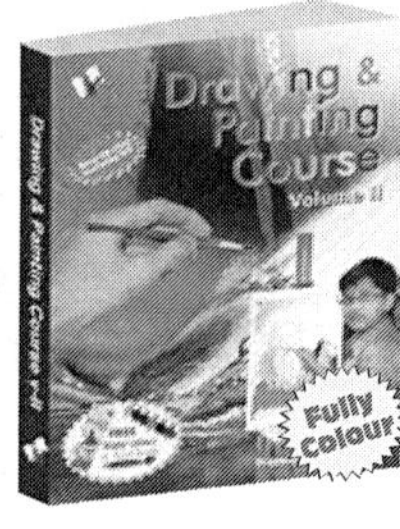

उद्धरण/सूक्तियाँ

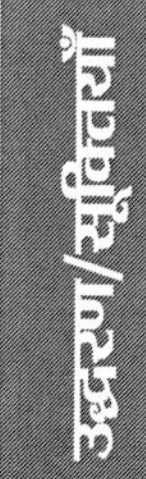
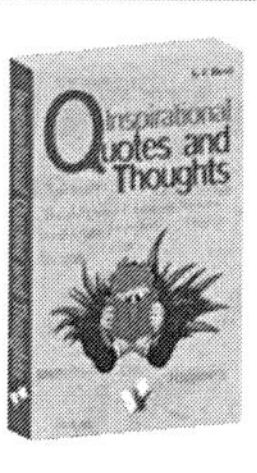

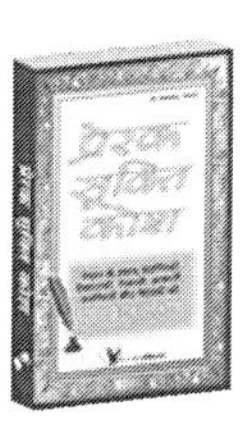

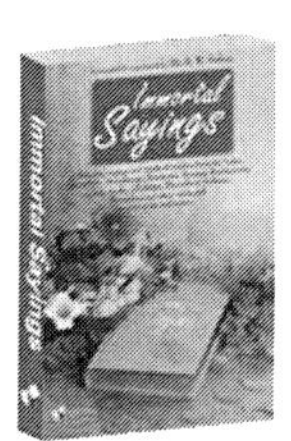

आत्म कथाएं

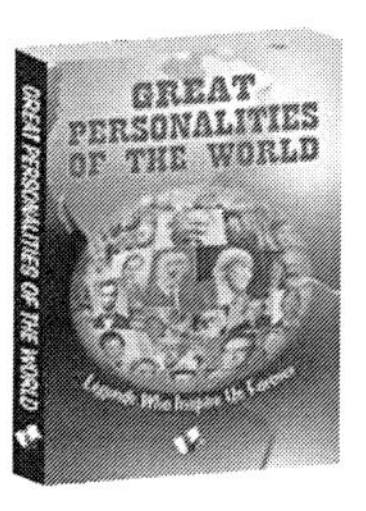

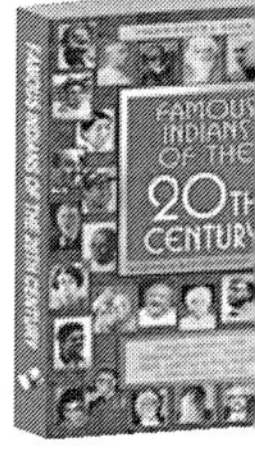

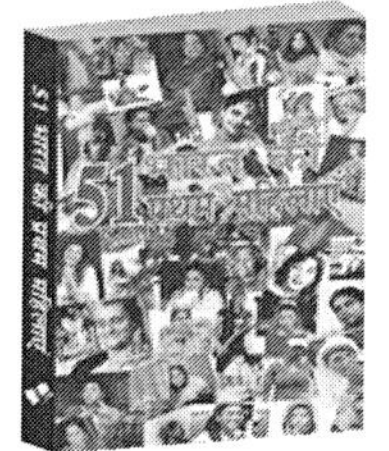
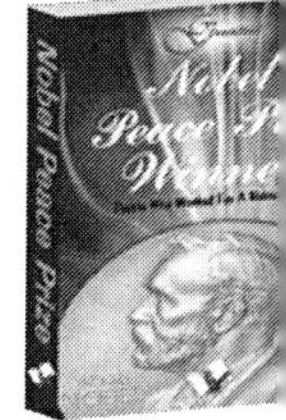

पहेलियां

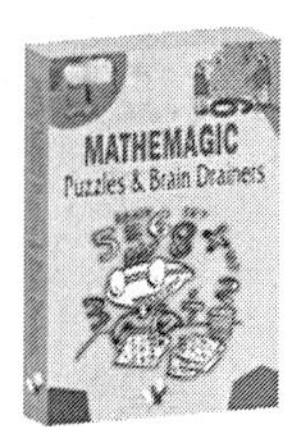

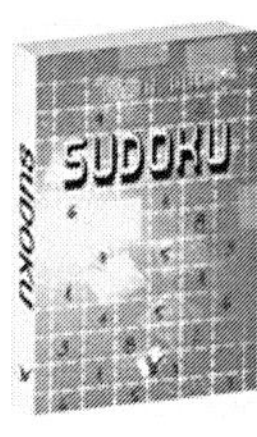

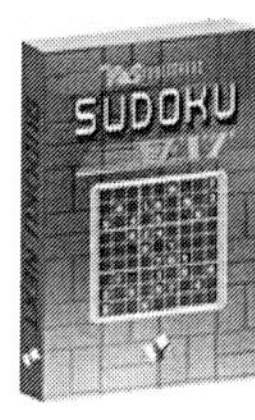

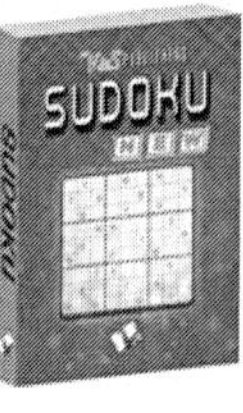

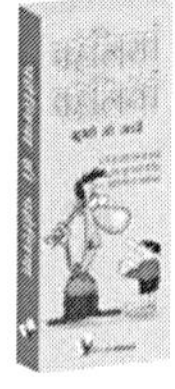
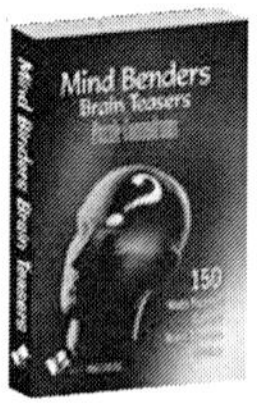

एक्टिविटीज बुक

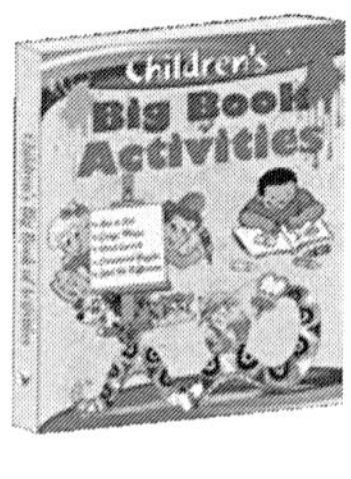

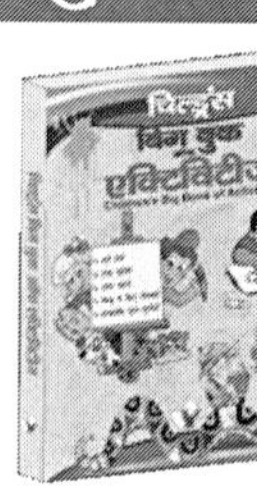

हमारी सभी पुस्तकें www.vspublishers.com पर उपलब्ध हैं